AF460665

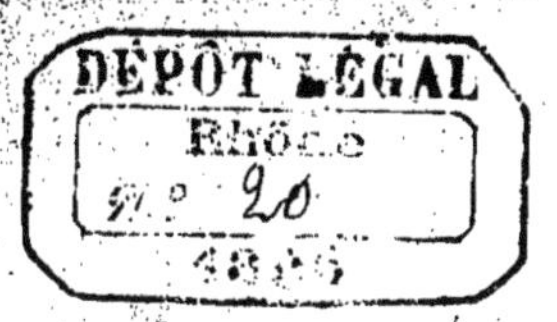

rouge

DE

LA LYMPHADÉNIE

— MALADIE INFECTIEUSE —

PAR

LE Dr FERNAND RUDLER

LYON. — A. REY.

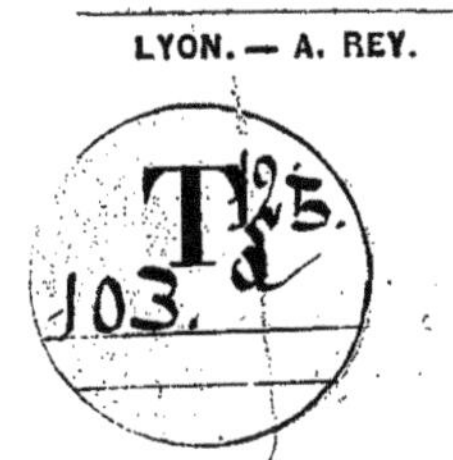

DE

LA LYMPHADÉNIE

— MALADIE INFECTIEUSE —

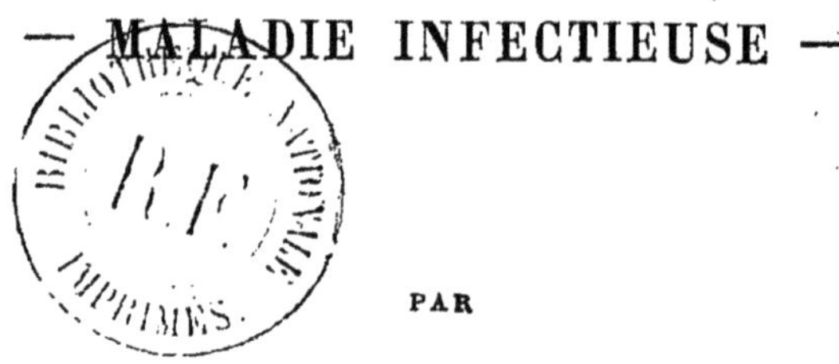

PAR

LE Dr F. RUDLER

LYON
A. REY IMPRIMEUR DE LA FACULTÉ DE MÉDECINE
4, RUE GENTIL, 4

1895

A MES PARENTS

A Madame et Monsieur CHABOT

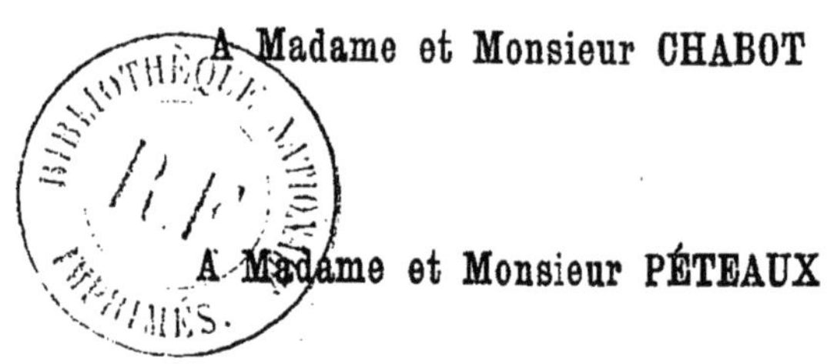

A Madame et Monsieur PÉTEAUX

A Madame VIRY et à Monsieur le Médecin Principal VIRY

A Madame et Monsieur CARRIER

A Madame et Monsieur J. BORNE

A Monsieur le Médecin-Major HASSLER

En témoignage des sentiments inaltérables d'affection, de reconnaissance et de respect que je leur ai voués,

Je dédie cette thèse.

F. RUDLER

A mon Président de Thèse

M. LE PROFESSEUR PONCET

Professeur de Clinique Chirurgicale
Chevalier de la Légion d'Honneur

A mes Maîtres de Besançon et de Lyon

A Mes Chefs

M. le professeur Poncet a inspiré notre thèse; nous sommes très honoré qu'il veuille bien en accepter aujourd'hui la présidence. Pendant trois ans, nous avons assisté à ses magistrales cliniques et suivi au lit des malades ses leçons pleines de bonté autant que de science. Nous emportons de notre maître le souvenir reconnaissant de sa bienveillance, et nous l'assurons de notre profond respect.

M. le professeur Teissier a droit à notre vive gratitude pour le soin qu'il a pris de notre éducation clinique et pour la bonté dont il a fait preuve à notre égard.

M. le professeur agrégé J. Courmont s'est montré particulièrement bon pour nous en maintes circonstances ; il nous a aidé de ses conseils et de sa haute expérience dans la rédaction de ce travail. Nous le remercions profondément ; nous serons toujours fier de nous dire son élève et de reconnaître les témoignages d'intérêt qu'il nous a donnés.

M. Bérard, prosecteur à la Faculté, interne des hôpitaux, nous a prodigué pendant trois ans des marques d'estime et d'amitié qui nous ont été précieuses. Il a été pour nous le conseiller sûr et éclairé de nos études et de notre thèse, et le soutien des heures pénibles par où nous avons passé. Nous l'en remercions ici de tout cœur; son souvenir nous restera toujours présent et cher.

Nous remercions de leur obligeance M. le Dr Nicolas et M. P. Courmont, interne des hôpitaux, qui se sont intéressés à nos recherches bactériologiques et nous ont communiqué le résultat de leurs expériences.

Nous tenons aussi à affirmer notre vive sympathie à notre cher et intime ami le Dr Lamoureux, à nos bons amis les Drs Carrey, Décornoz, Regad, et à nos camarades.

DE

LA LYMPHADÉNIE

— MALADIE INFECTIEUSE —

INTRODUCTION

Il peut paraître imprudent et téméraire de traiter de la nature intime d'une maladie dont l'histoire anatomique et clinique n'est pas terminée. Mais nous pensons qu'il existe dès à présent une base assez ferme, un ensemble de faits sinon certains, du moins assez généralement admis, pour esquisser une étude d'ensemble sur l'étiologie et la pathogénie de la lymphadénie.

Si la lymphadénie est encore une maladie mal connue en son fond, si ses formes sont variées, quelquefois disparates, enfin si l'on sait mal les rapports qu'elle affecte avec la leucémie, du moins l'anatomie pathologique a établi l'unicité de ses lésions. Quelle que soit sa forme clinique, c'est toujours la maladie du tissu lymphoïde.

Si, d'ailleurs, les pathologistes s'entendent moins au sujet des modalités cliniques que revêt la maladie, s'ils discutent surtout sur la valeur du symptôme leucémie, du moins la clinique a suffisamment bien groupé tous les symptômes concordants des différentes manifestations pour qu'il en résulte une entité morbide spéciale et bien définie.

Enfin, si la lumière n'est pas faite encore sur la nature intime et la cause primordiale de l'affection, cependant dans ces dernières années quelques cliniciens, frappés de l'évolution de quelques formes ganglionnaires, de leur début, de leur allure générale, de leur mode de terminaison, firent remarquer combien ce processus se rapprochait des maladies infectieuses. Ils provoquèrent ainsi des recherches bactériologiques et l'on découvrit des microbes dans les productions lymphadéniques.

Toutefois, la nature infectieuse de la lymphadénie n'est pas démontrée et nous ne prétendons pas l'avoir établie dans ce travail. Notre but a été de réunir tous les faits qui militent en faveur de la nature infectieuse du processus, de les grouper et de les cataloguer; quelques-uns nous sont personnels. Nous nous sommes surtout gardé des enthousiasmes faciles et des généralisations hâtives. Faisant table rase de toutes les opinions qui ne reposaient que sur des hypothèses gratuites, nous avons voulu et cru faire œuvre scientifique en ne fondant notre argumentation que sur des faits certains, soumis au triple contrôle anatomique, clinique et bactériologique.

Et s'il nous a été impossible d'arriver à des conclusions formelles, peut-être aurons-nous du moins le mérite d'appeler de nouvelles recherches et d'attirer l'attention sur la nature intime de la lymphadénie. La question est importante; le pronostic et le traitement de la maladie y sont également engagés.

GÉNÉRALITÉS ET DÉFINITIONS

La lymphadénie est la maladie du tissu adénoïde; elle a pour substratum anatomo-pathologique la production anormale de ce tissu pur (lymphome ou lymphadénome), ou modifié (lymphosarcome), dans les points de l'économie en contenant normalement ou dans des régions qui en sont habituellement dépourvues.

A l'état normal, le tissu adénoïde est formé par des fibrilles conjonctives tapissées d'un revêtement cellulaire plat, qui s'entrecroisent pour composer un réticulum dans les mailles duquel se disposent des cellules rondes (His); ce réticulum n'est visible que lorsqu'on a chassé au pinceau les éléments cellulaires qu'il contient. Dans la lymphadénie, le tissu adénoïde néoformé est tantôt typique, c'est-à-dire modelé sur le type normal que nous venons de définir, tantôt métatypique, c'est-à-dire que, dérivé du tissu lymphoïde, il ne conserve pas le même type histologique.

La leucémie ou leucocytémie est une altération du sang,

caractérisée par l'augmentation permanente et progressive du nombre des globules blancs ; la leucocytose est l'augmentation passagère de ces mêmes globules. Dans le premier cas, les leucocytes sont pathologiques; dans le second, ils restent normaux.

La leucémie n'a pas d'existence prôpre; ce n'est qu'un symptôme, un des éléments d'une maladie générale qui est la lymphadénie; il ne peut y avoir leucémie sans, quelque part dans le corps, une néoformation de tissu lymphoïde, tandis qu'il y a lymphadénie sans altération du sang.

La lymphadénie a pour siège de prédilection les organes qui, normalement, sont pourvus de tissus lymphoïdes : ganglions lymphatiques, rate, amygdales, intestin grêle, corps thyroïde, thymus, langue, pharynx, larynx, etc. ; il y a de plus de véritables néoplasies lymphoïdes hétérotypiques qui atteignent les points les plus divers de l'économie, les séreuses, les muqueuses, les viscères, les os, la peau.

On admet généralement l'existence de six formes principales, suivant la localisation de la lésion initiale :

1° Forme ganglionnaire, généralisée ou partielle ;

2° Forme splénique, simple ou combinée à la précédente ;

3° Forme intestinale ;

4° Forme osseuse ou myélogène ;

dans ce premier groupe, la leucémie, apparaît d'une manière à peu près constante, mais à des époques déterminées ;

5° Forme cutanée ou mycosis fongoïde ;

6° Forme amygdalienne ou pharyngée ;

variétés dans lesquelles la leucémie est rare.

Il y a donc des lymphadénies leucémiques et des lymphadénies aleucémiques. Ce ne sont pas deux groupes absolument délimités : il y a des formes intermédiaires, dans lesquelles l'examen du sang, tout en ne donnant pas entre les hématies et les leucocytes les proportions de la leucémie vraie, s'écarte pourtant de la normale. Le rapport normal étant, en laissant une certaine latitude pour les oscillations physiologiques, d'1 globule blanc pour 500 globules rouges, il n'y a leucémie vraie que quand ce rapport est au moins d'1 pour 50. Entre ces limites, l'analyse donne les rapports d'1 pour 300, 1 pour 200, 1 pour 100. M. Jaccoud donne à ces dernières formes le nom de pseudoleucémies ; ce terme est impropre et prête d'autant plus à la confusion que Wunderlich l'avait appliqué aux formes de la lymphadénie qui ne sont jamais accompagnées de leucémie. En l'état actuel de la science, nous devons abandonner complètement l'expression pseudoleucémie et distinguer seulement des lymphadénies avec leucémie et des lymphadénies sans altération du sang.

Nous reviendrons sur ces faits en donnant une analyse critique des diverses conceptions que les auteurs se sont faites de la maladie depuis Hodgkin (1832) jusqu'à M. Delbet (1895). Nous allons, avant d'indiquer le plan de notre travail, esquisser un historique rapide de la question.

C'est Hodgkin qui, en 1832, décrit le premier les hypertrophies ganglionnaires liées à une augmentation de volume de la rate. Bennett et Virchow découvrent ensuite l'altération du sang qu'ils appellent, l'un leucémie, l'autre leucocytémie ; la maladie du sang était caractéristique et essentielle pour ces auteurs. Bonfils en démontra la contingence en publiant une observation d'hypertrophie des ganglions et de la rate sans augmentation des globules blancs dans le sang. Trousseau décrivit, sous le nom d'adénie, la lymphadénie ganglionnaire généralisée aleucémique; Wunderlich appela cette lymphadénie non accompagnée de leucémie : pseudoleucémie. Ainsi furent constitués les deux types de lymphadénie avec ou sans leucémie.

Le mot de lymphadénie est de Ranvier, Gowers disait lymphadénose ; Jaccoud créa celui de diathèse lyphogène. Les dénominations n'ont d'ailleurs pas manqué à cette maladie ; on l'appelle encore : maladie de Hodgkin, anémie lymphatique de Wilks, cachexie lymphatique.

MM. Brousses et Gérardin (*Du Lymphadénome*, Paris, Masson, 1886, mémoire couronné par l'Académie) divisent l'historique en quatre périodes : la première comprend le mémoire de Hodgkin ; la seconde est celle de la leucémie avec Virchow et Bennett ; la troisième est celle de l'adénie avec Trousseau et Bonfils ; la quatrième, ou période chirurgicale des auteurs, va de Trousseau à la publication du mémoire (1884).

A la vérité, ces divisions sont arbitraires, nous reconnaîtrons plus largement et plus simplement deux périodes : la première englobant les quatre précédentes, la seconde sera la période moderne ou bactériologique.

Ce travail sera subdivisé en deux parties subdivisées elles-même en chapitres :

Première partie :

Chapitre premier. — Etiologie ; causes occasionnelles.

Chapitre II. — Théories anciennes sur la nature intime de la lymphadénie.

Deuxième partie : La lymphadénie est-elle une maladie infectieuse ?

Chapitre premier. — Essai de démonstration clinique.

Chapitre II. — Y a-t-il des preuves bactériologiques ? Constatation dans les produits lymphadéniques de microbes connus ou nouveaux ; reproduction expérimentale de la maladie par inoculation au chien de cultures pures d'un bacille spécial.

PREMIÈRE PARTIE

CHAPITRE PREMIER

Étiologie. — Causes occasionnelles.

Les causes réelles de la lymphadénie et sa nature intime étant aussi obscures que celle des tumeurs, il était naturel que l'on recherchât les causes occasionnelles. On a été ainsi amené à admettre les causes les plus variées.

Posons tout d'abord ce fait qu'il ne s'agit pas de discuter, à propos de chaque forme, la question étiologique; « la distinction des formes est purement symptomatique, la notion étiologique n'y entre pour rien » (Luzet).

La lymphadénie est plus commune dans le sexe masculin que dans le sexe féminin, dans la proportion de trois pour un.

Maladie de l'âge adulte, elle apparaît ordinairement

entre vingt et quarante ans, et encore les auteurs ne sont-ils pas d'accord sur ce point.

Une statistique de MM. Brousses et Gérardin portant sur 136 cas de lymphadénie aleucémique établit ce maximum de :

0 à 10 ans	13 cas.
11 à 20 —	14 —
21 à 30 —	40 —
31 à 40 —	27 —
41 à 50 —	15 —
51 à 60 —	13 —
61 à 70 —	11 —
72 à 81 —	3 —

M. Govers, d'autre part, conclut d'une statistique, basée sur 100 cas, que c'est une maladie de la vieillesse. Comparant ensuite, au point de vue du sexe et de l'âge, 154 cas de leucocytémie splénique primitive et 100 cas de maladie de Hodgkin, il a trouvé que le sexe masculin a une propension plus marquée au lymphadénome, établi que le maximum de fréquence de décès était de 30 à 40 ans pour la leucocytémie splénique, et reconnu pour la maladie de Hodgkin deux maxima, un de 20 à 30 ans et le second de 50 à 60.

Nous n'osons médire des statistiques, il nous semble cependant plus rationnel d'admettre que la lymphadénie frappe également les deux sexes et tous les âges : le nourrisson meurt d'anémie infantile pseudo-leucémique, le vieillard meurt de lymphadénome malin, l'adulte peut indifféremment présenter toutes les formes de la maladie.

L'influence des traumatismes et des accouchements a

été notée par la plupart des auteurs. M. Jaccoud a insisté sur ce point que la diffusion de la lymphadénie est souvent le résultat d'une influence traumatique ou d'une agression irritative. Une statistique de M. Brousses, portant sur 111 cas de lymphadénie à début ganglionnaire, établit que les ganglions du cou sont le plus fréquemment atteints les premiers, ainsi qu'on peut s'en rendre compte d'après les données suivantes :

Sur 111 cas :

Ganglions du cou, premiers atteints.	63	fois
Ganglions axillaires.	10	—
Ganglions de l'aine	16	
Ganglions du mésentère	11	—
Ganglions du thorax et du médiastin.	11	—

On incrimine aussi, comme traumatisme ou irritation causale, la compression du corset pour la leucocytémie splénique, les entérites chroniques pour la lymphadénie intestinale.

On cite un cas de Billroth dans lequel la maladie fut nettement déterminée par une piqûre d'abeille.

La grossesse et l'état puerpéral peuvent également être incriminés comme le prouvent les faits suivants : Brousses a relevé dans six observations, chez des femmes enceintes ou qui venaient d'accoucher, une lymphadénie mortelle à bref délai : accident en rapport peut-être avec la leucocytose presque constante des derniers temps de la grossesse.

Donc traumatismes et irritations peuvent être considérés comme des causes occasionnelles.

Irons-nous plus loin et en ferons-nous des causes

essentielles, suffisantes parfois pour créer par elles-mêmes la maladie? Il s'agirait auparavant d'établir la nature infectieuse de celle-ci; on pourrait alors la considérer comme complication éventuelle d'une plaie infectée. Dans l'état actuel des idées, cette conclusion serait peut-être prématurée et nous dirons seulement qu'un choc sur le cou, le port d'un corset trop serré, etc., sont susceptibles de déterminer la localisation des microbes au point traumatisé ou habituellement irrité. Nous y reviendrons plus loin.

Toutes les causes banales de délibitation ont été accusées de faciliter le développement de la lymphadénie : fatigues, chagrins, émotions, surmenage. Cohnheim (in *Archives Virchow)*, cite le cas d'un jeune homme de vingt-quatre ans, qui succomba rapidement à une adénie survenue après la campagne du Schleswig-Holstein. M. Crocq, étudiant l'action puissante des émotions morales sur le développement des maladies diathésiques (et pour lui le lymphadénome en fait partie avec le fibrome et le sarcome), avoue ne pas savoir si les chagrins prolongés ou une contention intellectuelle trop forte peuvent compter parmi les causes occasionnelles. Mais M. Reclus montre, dans une observation, l'influence remarquable d'une émotion vive : un directeur de manège était porteur, depuis treize ans, de ganglions rétro-angulomaxillaires, gros comme des noisettes ; un jour son fils ivre tente de l'assassiner; la maladie prend aussitôt une allure rapide, et, au bout de dix mois arrive à son terme fatal.

En tout cas, la lymphadénie semble être une maladie de de déchéance ; elle atteint plus particulièrement les classes pauvres.

On a accusé l'alcoolisme. (Dumesnil et Ponchet, *Gaz. des hôpitaux*, 1862, p. 23 ; M. Ollivier, *Union médicale*, 1877, p. 356.) M. Isambert, sur un relevé de 73 cas de leucocytémie, a noté 6 fois des antécédents alcooliques. Nous avouons notre scepticisme à cet endroit. L'observation de Leudet, signalée dans Trousseau, est celle d'un alcoolique avéré ; mais les deux cliniciens, sans chercher là de relation de cause à effet, constatent que les effets morbides de ces excès furent uniquement des douleurs d'estomac avec vomissements, diarrhée, ictère et troubles intellectuels. Au surplus, qu'on prenne 73 individus atteints de l'affection que l'on voudra, il y aura toujours au moins 6 alcooliques ; on est leucocytémique et alcoolique à la fois, mais non pas lymphadénique, parce qu'on est alcoolique. Ces influences peuvent être comprises parmi les causes débilitantes ; elles n'offrent, en somme, en raison de leur banalité, qu'un intérêt secondaire.

Les maladies infectieuses, l'impaludisme, la syphilis, la fièvre typhoïde, joueraient un certain rôle dans l'étiologie de la lymphadénie. M. Luzet, dans son article (in *Manuel Debove-Achard*, tome II), fait une remarque théorique judicieuse, il dit que ces maladies pouvant directement provoquer l'hypertrophie des organes lymphoïdes, laissent après elles une splénomégalie permanente, point de départ possible d'une véritable leucémie. En pratique, nous n'avons pas relevé cette influence dans toutes les observations qui nous ont passé sous les yeux. D'après M. Govers, les antécédents palustres sont de 4 pour 100 dans la maladie de Hodgken, et de 8 pour 100, d'après Magnus Huss, dans la leucocytémie splénique.

On a quelquefois relevé dans les antécédents la rougeole

(7 cas), la coqueluche (6 cas), le rhumatisme (6 cas), la scarlatine (3 cas), nous leur ferons le même reproche de banalité qu'à l'alcoolisme.

Il n'en est pas de même des causes signalées par Trousseau dans l'adénie, telles que l'otorrhée, les coryzas chroniques, les dacryocystites; nous y attachons une tout autre importance. Nous les analyserons dans un chapitre suivant et elles seront pour nous un fait en faveur de la nature infectieuse de la maladie. Jusqu'ici, nous avons voulu éliminer les causes banales qui ont pour effet de diminuer la résistance de l'organisme, créant de ce fait, là comme partout ailleurs, l'imminence morbide.

CHAPITRE II

Théories anciennes sur la nature de la lymphadénie.

Hodgkin est le premier qui ait signalé une hypertrophie considérable des ganglions lympathiques accompagnée de tuméfaction de la rate. Nous avons traduit complètement le mémoire paru en 1832 ; nous avons soigneusement étudié les six observations qu'il renferme ; la seconde répond vraisemblablement à ce que nous appelons adénie ; les autres ressortissent plutôt à la tuberculose ou à la syphilis. Dans le cas signalé, il s'agit d'un enfant de dix ans, porteur d'une tumeur de l'hypocondre gauche et d'une augmentation de volume des ganglions cervicaux à gauche, des ganglions thoraciques et mésentériques ; à l'autopsie, la rate était farcie de noyaux ressemblant à des ganglions lympathiques hypertrophiés. Toutefois, les observations IV et VI prouvent la coïncidence de tumeurs lymphatiques et de tumeurs de la rate.

On n'attache d'importance rétrospective à ces observations qu'à la découverte de leucocytémie. En 1845, John Hugues Bennet, d'Edimbourg, et Craizie découvrirent, dans le sang d'un sujet atteint d'hypertrophie du foie et de la rate, des globules de matière purulente *(suppuration of the blood)*. La même année, Virchow publiait une observation intitulée : sang blanc *(weisses Blut)*, altération qu'il différenciait nettement du pus. Les noms de leucocytémie (vésicule blanche dans le sang) et de leucémie (sang blanc) restent à ces maladies ; le premier est de Virchow, le second de Bennett.

Nous ne voyons pas l'utilité de soulever ici une question de priorité ; il nous semble toutefois juste de faire remarquer que la dénomination de leucocytémie indique de la part de son auteur une idée plus exacte de l'altération, puisqu'elle signifie « cellules blanches dans le sang, globules blancs ». Le terme de leucémie, sang blanc, consacrait l'erreur de Bennett qui pensait que les globules blancs accumulés dans le sang n'étaient pas des leucocytes, mais bien des globules de pus ; la maladie qu'il étudiait était donc pour lui une pyohémie. Bennett accepta d'ailleurs les idées de son adversaire. Aujourd'hui, les deux termes sont absolument synonymes, et, si celui de leucémie a prévalu, c'est uniquement en raison de sa brièveté et de son euphonie.

Il importe de mentionner que, dès 1839, les médecins français Barth et Donné avaient observé un cas de leucémie avec hypertrophie de la rate ; malheureusement le fait ne fut publié qu'en 1856.

Quoi qu'il en soit, dès ce moment, la question est à l'étude ; Virchow et Bennett font paraître toute une série de publications. On reconnaît bientôt que la leucémie n'est qu'un phénomène secondaire, que les altérations des organes lymphatiques semblent être la véritable cause de la maladie ; mais à cette époque leur anatomie normale est inconnue et on désigne simplement leur lésion par le terme vague d'hypertrophie.

En 1856, Bonfils et Trousseau constatent l'existence d'hypertrophies ganglionnaires non accompagnées de lésions du sang, ce qu'avait déjà vu d'ailleurs Virchow en 1849, et qu'il avait considéré comme se rapportant à un cas atypique de l'entité morbide créée par lui. Wilks, en Angleterre, propose le nom d'adénie lymphatique ; en France, Trousseau, celui d'adénie ; en Allemagne, Wunderlich, celui de pseudoleucémie. A ce moment la division est nettement tranchée entre les deux états morbides qui constituent la lymphadénie telle que nous la comprenons aujourd'hui.

En 1862, Billroth cite deux cas de dégénérescence de la rate qui se rapportent à celles observées dans l'adénie. Le premier, observé par lui-même, est celui d'un jeune homme atteint d'hypertrophie considérable, des ganglions lymphatiques et de tuméfaction de la rate ; le second, observé par Griesinger, signale des tumeurs colossales de la rate coïncidant avec une hypertrophie énorme des ganglions rétropéritonéaux. Le sang avait la fluidité de l'eau et, à aucun moment de la maladie, qui dura plusieurs mois, on n'observa de leucémie.

En 1865, Cohnheim, cite un cas d'adénie avec augmentation de la rate et des ganglions, avec néoformation lymphatique dans divers organes, sans augmentation du nombre des globules blancs du sang.

Pour Trousseau, l'adénie et la leucocytémie sont deux affections distinctes « bien que très voisines au point de vue des lésions ». Mais qu'est-ce donc que cette adénie? C'est une diathèse : « frappé par la généralisation de la maladie à tous les ganglions lymphatiques, la première hypothèse qui se présente à l'esprit est celle d'une diathèse spéciale, la diathèse lymphatique. Elle serait caractérisée par la tendance de certains sujets à présenter sous l'action d'une cause déterminante, des engorgements ganglionnaires, d'abord localisés, et qui se généraliseraient dans l'espace de huit mois à deux ans. La maladie a pour conséquence l'anémie, la cachexie, et n'est point accompagnée de leucocytose. » Trousseau voit donc dans l'hypertrophie généralisée des ganglions lymphatiques un génie spécifique : c'est une maladie spéciale, « je l'appelle adénie, afin que désormais il soit bien établi qu'il y a une espèce morbide nouvelle dans la grande famille des maladies ganglionnaires ». Retenons encore ceci : Il y a dans l'adénie des productions lymphoïdes dans différents organes, analogues à celles qu'on rencontre dans la leucocytémie.

En 1866, Wunderlich, publie un travail complet sur l'adénie qu'il appelle pseudo-leucémie [1]. Il en donne la définition suivante : « Il existe une maladie particulière, caractérisée par la formation successive et envahissante de tumeurs volumineuses et nombreuses des ganglions lymphatiques internes et externes, et par des dépôts d'une

[1] Expression défectueuse, elle ne convient pas à l'adénie, et de plus on lui a donné plusieurs acceptions (voir plus haut les pseudoleucémies de Jaccoud).

consistance spéciale, qui se font tantôt dans un organe, tantôt dans un autre, mais le plus fréquemment la rate, le foie, plus rarement les reins, les glandes de l'estomac, les follicules de l'intestin, les poumons, le pharynx. Cette maladie se développe sans cause spéciale connue, s'accompagne d'une anémie prononcée, sans augmentation nécessaire du nombre des globules blancs.... La mort est à peu près inévitable et arrive plus rapidement que dans la leucémie vraie ». Pour lui, la leucémie liénale et lymphatique et la pseudo-leucémie ou maladie de Hodgkin sont des affections identiques dans leur essence, mais différentes par leur genèse : la première est une maladie primitivement locale qui se généralise; la seconde, une altération primitivement généralisée de tout le système ganglionnaire. Il se demande si l'adénie ne serait pas un premier degré de la leucocytémie; « elles ne diffèrent que par une cause accessoire, qui fait que, dans un cas, les globules blancs sont produits en abondance et dans l'autre ne se sont pas produits ». — Et plus loin « l'adénopathie généralisée d'emblée ou consécutivement est une seule et même chose; c'est une affection constitutionnelle comme le cancer généralisé d'emblée, ou consécutivement à un cancer, local d'abord, est une affection constitutionnelle. »

Mais Trousseau et Wunderlich s'accordent pour dire que la nature intime de la maladie nous échappe complètement : nous ne percevons que des effets.

Il ressort de cette analyse des principaux ouvrages parus jusqu'à cette époque que l'on ne peut considérer l'adénie et la leucémie comme deux espèces morbides différentes : entre elles tout est commun, semblable, identique : il n'y a de différence que dans l'altération du sang, ce sont peut-être deux formes, deux variétés d'une même espèce morbide.

L'adénie n'est-elle, comme le dit Wunderlich, qu'un premier degré de la leucocytémie ? Non, car il y a des adénies qui évoluent complètement sans altération du sang.

En somme, nous concluons avec Spillmann, qui a fait des théories qui précèdent une étude détaillée : « Aucune des opinions formulées sur la nature et l'origine des adénies ne peut soutenir la discussion. Ce sont des questions pleines d'obscurité… »

Cependant, l'adénie et la leucémie ne devaient pas tarder à être rapprochées complètement. La doctrine de Trousseau a des partisans, mais aussi des adversaires. Hérard, en 1865, constatait que les lésions anatomiques sont les mêmes dans les deux cas. Nicaise n'établit aucune différence capitale. Isambert est du même avis. Dans leur traité classique, Cornil et Ranvier considèrent une seule affection, la lymphadénie, qui a deux variétés, l'adénie et la leucémie ; ses manifestations locales sont les lymphadénomes.

Pour M. Jaccoud, l'adénie et la leucocytémie sont deux maladies identiques, c'est-à-dire l'expression d'une même maladie qu'il appelle diathèse lymphogène.

A ce moment paraît la monographie d'Isambert et de Mosler. Pour le premier, « la leucocytémie n'est qu'un symptôme transitoire dans les leucocytémies temporaires ou symptomatiques, permanent dans la leucocytémie progressive ; mais celle-ci est une cachexie spéciale tenant à une diathèse inconnue. »

Bientôt la question s'étend par la découverte de formes nouvelles.

On a reconnu l'existence d'hypertrophies vraies de la rate sans leucémie (Woillez, Müller). MM. Brühl et Debove ont décrit la splénomégalie primitive caractérisée « par une hypertrophie totale de la rate, une anémie à marche progressive, sans augmentation du nombre des leucocytes, et sans altération des ganglions lymphatiques ». Après en avoir fait une entité morbide, distincte de la lymphadénie, ces auteurs ont été forcés de reconnaître qu'en général ces malades devenaient leucocytémiques ; ils ont fini par admettre, avec la plupart des auteurs, que la leucocytémie est un symptôme plutôt qu'une complication de la maladie.

MM. von Jaksch et Ch. Luzet ont décrit aussi une lymphadénie splénique, où la leucocytose est modérée, stade intermédiaire entre l'hypertrophie simple de la rate et la leucocytémie vraie. C'est l'anémie infantile pseudo-leucémique, la lymphadénie splénique des nourrissons.

Des formes aleucémiques furent décrites pour l'amygdale, l'intestin (Demange et Gilly, th . Paris, 1874 et 1886) ; pour le testicule (Monod et Terrillon, *Archives gén. méd.*, 1879). Pour la peau, on distingue trois formes : le mycosis fongoïde d'Alibert et Bazin, le type Vidal-Brocq, à tumeurs d'emblée, et la sarcomatose cutanée de Perrin.

Nous passons volontairement sous silence les discussions importantes qui ont eu lieu à la Société de chirurgie : nous avons suivi, autant que possible, l'ordre chronologique dans l'exposé des faits, mais nous nous sommes astreint à n'enregistrer que des théories, ou du moins, des définitions qui, à elles seules, expriment les idées des différents auteurs.

Nous ne pouvons pas davantage nous arrêter longtemps à la critique des auteurs qui ont rapproché la lymphadénie des différentes diathèses. Trousseau a créé la diathèse lymphatique, parce qu'il ne pouvait rapporter l'affection à aucune des maladies constitutionnelles connues : scrofuleuse, tuberculeuse, cancéreuse ou syphilitique. Nous avons relevé plusieurs observations, surtout allemandes, où l'on décrivait sous le nom de lymphadénomes des adénopathies syphilitiques ou tuberculeuses, qui guérissaient merveilleusement par l'iodure et l'arsenic ; mais cela ne signifie pas qu'il y ait des rapports. Hodgkin admettait un rapport entre l'adénie et la tuberculose, en raison de la fréquence, dans l'adénie, des phtisies pulmonaires ; mais Bœttcher (*Virchow's Archiv*, 1865) a démontré que les prétendus tubercules étaient des lymphomes. Ainsi, pour le reste : *la lymphadénie est une maladie absolument spéiale ; sa place est assez mal déterminée, il est vrai, dans le cadre nosologique, mais elle a droit à une place à part.*

Nous ne savons non plus que penser de la pathogénie du lymphadénome d'après Verneuil ; il présente trois observations : le premier malade avait un père rhumatisant et une mère morte de phtisie ; lui-même avait eu au cou des masses ganglionnaires énormes ; — le second avait un lymphadénome cervical d'origine amygdalienne ; il était manifestement arthritique et portait des traces de scrofule ; — le troisième également porteur d'un lymphadénome cervical, avait eu à plusieurs reprises des attaques de rhumatismes ; en outre, dès son enfance il avait eu des chapelets ganglionnaires, et sa mère était morte phtisique. Verneuil conclut : « Aussi ai-je pensé que le lymphadénome pouvait bien n'être qu'un produit hybride de la scrofule et de l'arthritisme. » Le grand chirurgien nous donne son explication pour une hypothèse ; nous l'acceptons pour telle.

MM. Brousses et Gérardin font un simple rapprochement entre la lymphadénie et la tuberculose : « Le lymphadénome est par beaucoup de points comparable au tubercule. On doit l'envisager comme une manifestation locale d'une maladie générale, peut-être infectieuse, ou du moins, offrant de grandes ressemblances avec les maladies infectieuses, à laquelle on doit donner le nom de lymphadénie ou mieux de lymphadénose (Gowers, Porter). La lymphadénose procède comme la tuberculose, c'est-à-dire que tantôt elle limite ses lésions en certains points de l'organisme, tantôt au contraire s'étend et se généralise. Provisoirement, elle peut être considérée comme une diathèse cachectique spéciale survenant chez les individus prédisposés, et n'étant en quelque sorte que le dernier terme du lymphatisme, comme dans un autre ordre d'idées, la tuberculose est le dernier terme de la scrofulose. »

Quoi qu'il en soit et en résumé : *la lymphadénie est une maladie caractérisée par la production hyperplasique ou hétéroplasique du tissu lymphoïde ; la leucocytémie en est un symptôme contingent et il faut distinguer les lymphadénies leucémiques et aleucémiques.* Voilà le résultat auquel on a abouti après bien des tâtonnements et bien des années de recherches. C'est une maladie générale ; il nous reste à en trouver la cause ; les explications qui précèdent sont évidemment insuffisantes. Il ne suffit pas d'établir les rapports exacts qui peuvent exister entre l'adénie et la leucémie, il faut connaître l'agent pathogène. Dans ces dernières années, on s'est adressé à la bactériologie ; nous allons voir maintenant si la lymphadénie est une maladie infectieuse et si oui, quel en est ou quels en sont les microbes.

Mais nous ne pouvons terminer cet exposé sans mentionner les idées originales de M. Bard. Dans son remarquable mémoire sur la leucocytémie considérée comme le cancer propre du sang, M. Bard signale dès 1888 la confusion qui consiste à grouper sous la dénomination de diathèse lymphogène des faits ressortissant indiscutablement à la leucocytémie, au cancer des ganglions lymphatiques, et à certaines adénites infectieuses spéciales.

Faisant justice des dénominations multiples : *adénie de Trousseau*, *anémie lymphatique*, *maladie de Hodgkin*, *lymphadénie de Ranvier*, *diathèse lymphogène de Jaccoud*, *leucémie*, *leucocytémie*, *lymphome*, *lymphadénome*, *lymphosarcome*, il propose dans la thèse très remarquée de son élève Guillermet une classification plus simple. Sous le nom d'hypertrophies ganglionnaires primitives, il range :

1° L'adénie qui est pour lui une adénite infectieuse, due à un agent quelconque, staphylocoque, streptoque, etc.

2° La leucocytémie ou cancer propre du sang : *omnis cellula e cetlula ejusdem generis ;* le leucocyte étant la cellule fondamentale de ce tissu spécifique qui est le sang, la leucémie en est le cancer ;

3° Enfin les tumeurs des ganglions : lymphosarcomes

ou lymphadénomes (forme maligne) et lymphomes (forme adulte ou bénigne.

Si séduisantes soient-elles, ces théories ne sont pas généralement admises. Nous retiendrons toutefois, de l'excellent travail de Guillermet des arguments d'ordre anatomo-pathologique en faveur de la nature infectieuse de la lymphadénie. Des recherches bactériologiques, faites avec M. Roux, sont restées négatives; mais le critérium anatomo-pathologique était suffisant, il décelait les traces du passage des parasites, et ces auteurs ont affirmé la nature infectieuse de la maladie.

Nous ne nous contenterons pas de cette affirmation ; il nous reste à réunir les cas de leucémie ou de lymphadénie, dans lesquels des recherches bactériologiques ont été faites avec ou sans succès. Nous grouperons d'abord, comme en un seul faisceau, tous les faits précis, de quelque ordre qu'ils soient, qui militent en faveur de la nature infectieuse de la lymphadénie ; nous verrons ensuite si l'expérience vient confirmer l'hypothèse.

DEUXIÈME PARTIE

Nous avons montré comment les types morbides divers qui correspondent à la leucémie de Virchow, à l'adénie de Trousseau, à la pseudoleucémie de Wunderlich, aux lymphadénomes et aux lymphosarcomes, ont été, sous l'influence des travaux modernes, ramenés à une maladie unique, la lymphadénie. Nous avons dit ailleurs, que les différents aspects anatomopathologiques et cliniques, qui permettent de distinguer entre elles les formes variées de cette maladie, importent peu au point de vue de la pathogénie : la notion étiologique est une. Il s'agit de savoir si la lymphadénie est une maladie infectieuse ; cette deuxième partie a pour objet de le démontrer.

Bien avant les recherches bactériologiques, de nombreux auteurs ont affirmé l'idée d'infection, invoquant, à l'appui de leur opinion, les analogies anatomiques et cliniques qui existent entre la lymphadénie et les maladies infectieuses en général. Ces raisons d'ordre rationnel et clinique ne sont nullement à dédaigner; la syphilis et la plupart des fièvres éruptives sont considérées comme des infections sans que personne ait découvert encore d'agent pathogène, ni pu les reproduire expérimentalement. Mais nous n'en sommes pas à ce point pour la lymphadénie; des recherches nombreuses ont été faites avec plus ou moins de bonheur ; on a constaté dans le sang, dans les ganglions, dans la rate, des microbes variés, et M. Delbet a donné récemment la preuve certaine de la nature infectieuse d'un cas de lymphadénome généralisé.

Nous devons le reconnaître toutefois, les observations cliniques ont porté surtout sur les formes ganglionnaires de la maladie ; pour être clair et précis et conforme à la vérité, nous adopterons en conséquence le plan suivant :

Chapitre premier. — Arguments d'ordre rationnel en faveur de la nature infectieuse de la lymphadénie ; observations cliniques à l'appui :

1° Lymphadénie ganglionnaire généralisée avec ou sans leucémie;

2° Formes splénique, intestinale, cutanée, amygdalienne, osseuse.

Chapitre II. — Preuves expérimentales tendant à établir que les hypertrophies ganglionnaires lymphadéniques, avec ou sans leucémie et tuméfaction splénique, sont d'origine infectieuse.

CHAPITRE PREMIER

Arguments d'ordre rationnel en faveur de la nature infectieuse de la lymphadénie. Essai de démonstration clinique.

On n'a pas attendu les recherches bactériologiques pour soupçonner la nature infectieuse de la lymphadénie. En 1878, Leber, puis Ebstein, Steinbrügge, se basant sur les caractères cliniques de la maladie et sur les constatations anatomiques, crurent pouvoir affirmer le fait. Après eux, Litten, Guttmann, Nobel, fournirent à la théorie des arguments nouveaux par la publication de cas de leucocytémie aiguë ; ils mirent en relief la coïncidence, fréquente dans ces cas, d'altérations ulcéreuses de la langue et de la muqueuse bucco-pharyngienne ; ils considéraient ces lésions comme la porte d'entrée naturelle à l'infection. Bien avant eux, et nous y reviendrons avec le détail que cette constatation comporte, Trousseau avait signalé une relation entre l'adénopathie et les lésions superficielles de la peau et des muqueuses.

Un certain nombre d'auteurs se croient autorisés à citer des cas de contagiosité de la maladie, leur prétention est exagérée. Ils citent, par exemple, la coexistence dans une même famille de plusieurs malades atteints de lymphadénie et voient dans ce fait une prédisposition particulière à l'affection. N'est-ce pas plutôt une simple coïncidence? Quoi qu'on en pense, ces faits sont intéressants: Casati observe une leucémie splénique chez une jeune fille de dix ans, dont la grand'mère et le père avaient la même maladie; Biermer, chez deux sœurs de trois et quatre ans; Eichhorst, chez un garçon de deux ans et chez son père; Norbert Orthner, chez un bébé de huit mois et demi, dont la mère a succombé à la même affection. Crocq fils a été témoin d'un fait analogue. Plus démonstrative est cette observation de W. P. Obrastzow dans laquelle on voit un chirurgien prendre la maladie et y succomber, après avoir donné ses soins à un leucémique atteint de la forme aiguë, à qui il avait fait un tamponnement pour une hémorragie nasale et dont il avait examiné le sang et les urines.

Ces faits sont susceptibles d'interprétations variées, il en est d'autres qui ont plus d'importance, nous voulons dire : *le mode de début de la maladie, sa marche clinique, ses allures avec types fébriles, ses formes aiguës et suraiguës, l'albuminurie, sa terminaison par une cachexie spéciale ressemblant à celle des septicémies;* nous consacrons ce premier chapitre à mettre ces faits en lumière et à leur faire donner la signification qu'ils comportent. Nous commençons notre démonstration par les formes ganglionnaires de la lymphadénie.

§ 1. RAISONS D'ORDRE RATIONNEL EN FAVEUR DE L'ORIGINE INFECTIEUSE DES LYMPHADÉNOMES GANGLIONNAIRES

Début de la maladie. — *Coexistence fréquente des lésions inflammatoires de la peau ou des muqueuses avec ce début.* — Trousseau est le premier qui ait indiqué la relation nécessaire entre ces deux phénomènes. Il constate que fréquemment le ganglion rétro angulo-maxillaire est le premier engorgé et d'un seul côté à la fois ; or, dit-il, « toutes les fois qu'il existe quelque part un engorgement ganglionnaire aigu ou chronique, on cherche, dans les régions desservies par les ganglions malades, quelque lésion organique qui soit la cause de l'irritation ganglionnaire ». Cette cause, il la trouve quatre fois sur douze observations.

Obs. I. — Malade de Leudet. R... Il y a quinze mois, apparition d'un coryza chronique, sans aucun malaise général, avec perte de l'odorat ; quelques mois après le début de ce coryza purulent et un peu sanguinolent, apparut une affection de l'angle interne de l'œil gauche au niveau du sac lacrymal. Cette affection se serait terminée par suppuration et la cicatrisation n'aurait eu lieu qu'après trois mois de maladie. Ce fut pendant cette dernière période de l'inflammation du sac lacrymal gauche que R... remarqua pour la première fois un gonflement des ganglions lymphatiques du cou, et alors se développa chez lui une hypertrophie ganglionnaire généralisée sans leucémie. Plusieurs mois après, le coryza persistait, purulent et sanguinolent, il ne disparut qu'à la mort qui survint par cachexie, quinze mois après le début de la maladie.

Ainsi, c'est pendant la suppuration des voies lacrymales

et chez un malade atteint de coryza chronique, qu'ont apparu les premières tumeurs du cou et, plus tard seulement, se sont développées les autres aux aines, aux aisselles, etc.

Obs. II. — Malade de Potain. — Double tumeur lacrymale : Engorgement lymphatique sous-maxillaire consécutif. Erysipèle de la face. (Broncho-pneumonie intercurrente.)

Obs. III. — Malade de Perrin. Double fistule lacrymale. Hypertrophie ganglionnaire généralisée. Ramollissement du tissu osseux dans les derniers temps de la vie.

Obs. IV. — Trousseau. Malade de Stockholm. Depuis l'enfance, le malade est sujet à un écoulement purulent de l'oreille gauche ; une tumeur se développe au-dessous de cette oreille ; trois semaines après, d'autres semblables apparaissent au cou sur le même côté, puis à droite. L'affection reste limitée à la partie supérieure du corps. Virchow, qui vit le malade, pensa aussi que le point de départ de l'affection avait été l'écoulement chronique de l'oreille gauche.

Tous ces faits constatent donc qu'une irritation aiguë ou chronique existait soit au grand angle de l'œil, soit dans le conduit auditif externe, dans les cas où les ganglions sont primitivement envahis du côté correspondant à la lésion oculaire, nasale et à celle du conduit auditif. Il y a là une relation nécessaire entre l'adénopathie et ces différentes affections. C'est par la région cervicale que débute l'adénie dans ces observations ; or, les ganglions qui traduisent les premiers le mal sont ceux où viennent aboutir les lymphatiques du pharynx, de la bouche, des fosses nasales et du conduit auditif externe. Ne peut-on pas déjà indiquer que c'est là la porte d'entrée de l'agent infectieux ?

Un cas analogue a été observé par Dagron dans le service de Terrier : un jeune homme de vingt ans, atteint de lymphadénome cervical, présentait depuis son enfance du coryza chronique. Dans notre observation I, la malade était atteinte d'une conjonctivite de l'œil droit, quand apparut le premier ganglion à l'angle de la mâchoire droite. La seconde débute par une angine avec phénomènes généraux.

Vanhenwerswyn (dans le *Journal des Sc. méd. de Lille*, 1892, p. 193) signale une inflammation aiguë des ganglions lymphatiques, consécutive à une inflammation pharyngo-buccale qui rentre manifestement dans le cadre de la fièvre ganglionnaire, bien que ce diagnostic ne soit pas prononcé.

Combemale (in *Rev. méd.*, 1892) signale un enchifrènement nasal chronique antérieur à l'apparition des tumeurs. On pourrait multiplier les faits de ce genre.

D'autre part, nombreuses sont les observations qui signalent ce début rétroangulomaxillaire, sans qu'on ait pu constater de lésions de la peau ou des muqueuses.

Enfin, dans bien des cas, on ne trouve pas la porte d'entrée; certains malades présentent du coryza, de l'otorrhée, des tumeurs lacrymales, et on ne songe pas à en faire le point de départ d'une adénie, le ganglion initial étant souvent très peu volumineux, très difficile à percevoir, susceptible de régression temporaire, n'occasionnant ni gêne ni douleur ; dans ce cas, la généralisation se fait d'ordinaire par une véritable explosion (Trousseau).

Nous avons signalé, au chapitre de l'étiologie, le développement, assez rare d'ailleurs, de la lymphadénie au cours d'une maladie infectieuse, paludisme, fièvres typhoïdes ou éruptives.

Dans notre observation I, la malade avait eu un érysipèle à répétition de la face, deux ans, puis, un an avant l'apparition des tumeurs.

Marche de la maladie. *Explosion de tumeurs (Trousseau). Formes à généralisation d'emblée. Diminution de volume ou disparition de certaines tumeurs ne changeant rien à la marche fatale de la maladie.* — L'observation de Leudet est remarquable, non seulement par le mode de début de la maladie, mais par ce fait qu'un mois après l'apparition d'une petite tumeur indolente à l'angle de la mâchoire, il y eut, suivant l'expression significative de Trousseau, une véritable explosion de tumeurs.

Des malades, paraissant en parfaite santé, sont effrayés de voir des tumeurs se développer en quelques jours sur les parties latérales du cou, dans les aisselles, aux aînes.

En trois mois, chez le malade de Leudet, eu un mois chez deux des nôtres, les tumeurs sous-maxillaires et cervicales acquièrent un volume tel que la base de la face, plus grosse que le reste de la tête, semble se continuer avec le cou jusqu'aux clavicules : c'est le cou proconsulaire.

D'autres fois, la généralisation ne se fait que plusieurs années après le début de la maladie.

Jaccoud en cite un exemple frappant : une jeune fille a, depuis l'âge de six ans, de petits ganglions dans la région sous-maxillaire d'un côté ; c'est vers dix-sept ans seulement qu'ils prennent du développement.

Le traumatisme spontané ou chirurgical provoque

souvent le développement rapide des tumeurs chez des malades qui ont conservé d'une affection inflammatoire ancienne, un seul ganglion engorgé.

Un individu, à la suite d'amygdalites répétées, a conservé un ganglion tuméfié ; on fait l'ablation des amygdales, immédiatement la chaîne ganglionnaire se prend, la lymphadénie s'établit (Weber).

Chez un autre sujet, un ganglion apparaît à la région sous-maxillaire à la suite de gingivites, les dents se carient, la lymphadénie se développe.

Dans presque tous les cas, les interventions sanglantes sont le signal de la diffusion des lésions, aussi la plupart des chirurgiens considèrent-ils les lymphadénomes comme des *noli me tangere*. Il en est de même pour la rate ; sur les 16 cas de Nussbaum, il y a eu seize morts, alors qu'en dehors de la leucémie, le même auteur obtiendrait deux guérisons sur trois (?)

L'influence du traumatisme et d'une irritation sur la diffusion de la lésion semble donc bien établie dans la lymphadénie ganglionnaire. N'est-ce pas comme un coup de fouet qui vient réveiller le germe et imprimer tout à coup à la maladie une allure envahissante ?

Il est d'autres faits dans la marche des hypertrophies ganglionnaires lymphadéniques qui sont en faveur de leur origine infectieuse, ce sont ceux qui concernent les formes à généralisation d'emblée.

Il n'est pas rare que les hypertrophies ganglionnaires se manifestent dans plusieurs régions sous forme de tumeurs multiples ; de plus, même lorsqu'elles sont limitées à une seule région, il y a toujours, à la période d'état, plusieurs ganglions pris à la fois. Or, avec Delbet, nous dirons qu'on ne connaît pas de néoplasmes malins qui soient d'emblée multiples, tout au plus M. Bard a-t-il pu signaler deux ou trois cas authentiques d'épithéliomes multiples.

Objectera-t-on que ces tumeurs multiples sont dues à la généralisation d'une tumeur primitivement unique ? Des exemples prouvent le contraire, on a vu chez un certain nombre de malades plusieurs tumeurs apparaître presque simultanément en diverses régions : ce serait donc tout au moins une généralisation foudroyante.

Mais supposons que ce fût réellement une généralisation : « Où avez-vous vu, répond M. Delbet, un néoplasme se généraliser avec cette fantaisie et cette abondance ? Cette fantaisie, puisqu'il est des cas où on trouve une grosse tumeur au cou et une autre dans l'aine, sans qu'on puisse saisir d'intermédiaire; cette abondance, puisqu'il y a des cas où tous les ganglions de l'organisme sont pris. Où avez-vous vu un néoplasme malin envahir d'une manière exclusive un seul système anatomique ? » M. Delbet poursuit son argumentation, faisant remarquer que cette marche est au contraire assez dans les habitudes des maladies infectieuses ; il donne comme exemple le fait du staphylocoque qui, dans l'ostéomyélite des adolescents, frappe, chez le même enfant, cinq ou six os, tout en respectant les autres organes.

Parmi ces arguments, nous devons reconnaître qu'il en est de discutables : certaines tumeurs, d'une malignité seulement relative, il est vrai, mais à type net d'épithéliome, sont susceptibles de se généraliser rapidement, en restant limitées à un seul système anatomique, celui d'où provient la tumeur originelle, et avec localisations dans les points les plus variés de l'organisme : tel l'épithélioma sébacé primitif (voir Poncet et Bérard, *Rev. de Chir.*, 1891 et 1895).

Il y a, dans l'histoire des lymphadénomes ganglionnaires, un fait qui cadre bien mal avec les idées reçues sur les néoplasmes, *c'est la régression possible, voire la disparition complète de certains groupes ganglionnaires.* Dans l'observation de Delbet, un ganglion épitrochléen du côté gauche, gros d'abord comme une noix, diminue de volume au point d'être à peine sensible ; notre observation I signale la disparition complète de deux ganglions dans l'aisselle et d'un troisième au coude, gros primitivement comme des œufs de pigeon. Il n'y a aucune influence thérapeutique à invoquer dans ces cas, ni dans ceux de Coats, Bradburg, Dennetières, on pourrait multiplier les exemples. Il ne s'agissait pas non plus de disparition suivie de guérison ; ces ganglions ne sont pas redevenus gros, il est vrai, mais les autres ont continué à augmenter de volume, et les malades qui en étaient porteurs sont morts de lymphadénie. *Les alternatives d'augmentation et de diminution, cette disparition spontanée, concordent mal avec le génie des néoplasmes malins, dont l'accroissement continu sans rémission, semble le caractère le plus fondamental.*

La Fièvre *dans la lymphadénie ganglionnaire. L'adénie et la* **Fièvre ganglionnaire.** — Mais ce n'est pas tout. Les élévations de température qui accompagnent quelquefois les poussées ganglionnaires ne font-elles pas penser à une infection ? le fait n'est pas d'une grande fréquence, et l'accroissement des tumeurs ganglionnaires se fait ordinairement sans réaction fébrile, mais il a suffi que l'attention soit attirée de ce côté pour que les observations de lymphadénie accompagnées de fièvre se multiplient.

Langhans signale dans les formes rapides des élancements douloureux et quelquefois un peu de fièvre. Terrier et Quénu, dans l'observation de Dagron déjà citée, signalent une élévation notable de température accompagnant chaque poussée ganglionnaire nouvelle ; malgré la coexistence d'impaludisme, ces auteurs estiment que le malade était sous le coup de sa cachexie lymphadénique, lorsque sa température montait à 40 degrés.

Semblables constatations ont été faites par Jaccoud (*Gaz des Hôpitaux*, 1867, p. 512), Guillemet (*loc. cit.*), Murchison (*Transactions of the Path. Soc. of. London*, XXXI, p. 372), Virchow., Wunderlich, Chaplin. Deux de nos observations signalent une notable hyperthermie ; dans la première, la fièvre s'est maintenue tous les soirs entre 38°4 et 39 degrés, pendant le séjour de la malade à l'Hôtel-Dieu. Dans l'observation de Roux et Lannois, les maxima furent 40°2 et 40° 4 sans que la température descendît au dessous de 38 degrés. Chez une fillette de douze ans atteinte d'hypertrophie ganglionnaire généralisée, Wright signale une fièvre continue de 38°3 à 39°4 et une accélération permanente du pouls (120 pulsations.) Dans une observation de Sainsbury (*Lancet*, 1891), la malade présenta une fièvre continue pendant les deux derniers mois de son affection, avec fréquemment le soir, 40 degrés. Pel, Ebstein et Renvers, cités par Baginsky (in *Traité des maladies des enfants*, 1892) décrivent une forme de fièvre intermittente chronique.

L'observation de Combemale *(Rev. méd.*, 1892) est intéressante :

Un matin, la malade est prise devant nous d'un violent frisson ressemblant en tous points à celui du début de la fièvre intermittente ; pendant trois quarts d'heure, Cécile B... claque des dents ; elle est froide au toucher, puis elle passe par un stade de sueur très accentuée. Deux jours après, à la même heure, nouveau frisson, suivi comme la première fois, d'une réaction sudorale marquée. Nous nous apprêtions à employer le sulfate de quinine, croyant avoir affaire à des manifestations d'impaludisme passé inaperçu jusque-là, lorsque l'accès attendu ne se présenta pas et survint vingt-quatre heures après le moment prévu pour son retour (nous supposions une fièvre tierce). Ces manifestations fébriles à forme d'accès intermittents ne se représentèrent plus, bien qu'on n'ait pas employé d'antipériodiques. Toutefois, sur la fin de la maladie, la fièvre s'alluma tous les soirs avec rémission matutinale comme dans la fièvre hectique.

Il y a donc dans la lymphadénie, outre la fièvre hectique qui accompagne la cachexie terminale, des accès fébriles qui accompagnent les poussées ganglionnaires, et des fièvres à type intermittent ou à type continu, bien différentes des poussées fébriles légères et terminales auxquelles Verneuil a donné le nom de fièvre des néoplasmes.

Une nouvelle question se pose à ce sujet, les rapports entre l'adénie, maladie à marche lente, et une affection nouvellement observée chez les enfants par Pfeiffer et après lui Neumann sous le nom de « fièvre ganglionnaire ».

La maladie débute brusquement en pleine santé ou après un coryza insignifiant ou une toux très légère. La fièvre est d'emblée assez vive (39°5) et le jour même ou le lendemain, les ganglions de l'un ou exceptionnellement des deux côtés du cou se tuméfient. Cette tuméfaction débute derrière l'angle de la mâchoire et s'étend jusqu'au sternomastoïdien, en prenant les dimensions d'un œuf d'oie. Les autres ganglions restent normaux, quand ils ne sont pas antérieurement modifiés par la scrofule. La tuméfaction ganglionnaire se termine par résolution, rarement par suppuration. Il s'agit d'une infection à porte d'entrée par les cavités nasales ; l'agent pathogène a été sept fois le streptocoque, deux fois le *Staphylococus pyogenes albus*.

M. Combemale, qui reproduit cet article, considère la fièvre ganglionnaire comme la forme aiguë de l'adénie. Différents éléments de l'adénie se rencontrent en effet dans l'affection décrite par Pfeiffer et Neumann : l'agent infectieux (nous verrons au chapitre suivant que plusieurs fois le streptocoque ou le staphylocoque ont été trouvés dans le sang ou les tissus lymphadéniques), l'hypertrophie ganglionnaire, la fièvre. Sans doute, nous dirons dans la suite que les agents ordinaires de la suppuration, agents supposés pathogènes de la lymphadénie, ont, dans le cas particulier, perdu cette qualité de faire le pus, mais encore cette abcédation dans la fièvre ganglionnaire n'est elle pas un obstacle absolu au rapprochement que nous voulons faire entre ces deux affections ; elle s'explique très légitimement par les réactions particulières à l'organisme de l'enfant et par le degré de virulence de l'organisme incriminé[1].

En résumé la fièvre n'est pas rare dans la lymphadénie

[1] M. Gaurichon a soutenu le 5 décembre 1895, une thèse intitulée : « Essai sur la fièvre ganglionnaire », devant la Faculté de Paris. Nous n'avons pas eu le temps de l'analyser.

et la fièvre ganglionnaire pourrait bien n'être que la forme aiguë de l'adénie. *La conclusion est que désormais la fièvre ne saurait être une contre indication au diagnostic clinique de la lymphadénie ; elle est aussi que les accès fébriles que nous avons décrits ne sauraient être confondus avec ceux qu'on observe dans les néoplasmes.*

Formes aiguës et suraiguës *de la lymphadénie ganglionnaire ; formes aiguës de la leucémie.* — Les poussées fébriles sont plus fréquentes dans les formes aiguës de la maladie, et par forme aiguë nous entendons non seulement la fièvre ganglionnaire, mais une marche très rapide de la maladie chez l'adulte, comme dans les cas de Guttmann, de Litten, de Nobel déjà signalés ; comme dans le cas remarquable de Traversa où, après trente jours de maladie, la mort survint avec une hypertrophie ganglionnaire généralisée et une leucocytose intense ; comme dans le cas de Michel Dansac de leucocytémie suraiguë, mortelle en cinq jours.

Ebstein a pu réunir 10 cas de leucémie aiguë dans lesquels la plus courte durée de la maladie a été de deux semaines et demie, la plus longue de neuf semaines. L'aspect de la maladie était celui d'une maladie infectieuse, mais il n'a pas découvert de microorganismes spécifiques.

Les formes aiguës ne s'observent guère dans les néoplasmes, elles sont, au contraire, un appui de plus à notre théorie pour ce qui concerne la lymphadénie. Tout au plus la mastite carcinomateuse pourrait-elle être rapprochée à ce point de vue de certains lymphadénomes, mais le cas le plus rapide de ces mastites a évolué en trois mois, et non pas en trente jours, ni en cinq jours.

La forme suraiguë d'emblée de la leucocytémie splénique mérite quelques considérations, bien que l'observation de M. Dausac soit unique. Elle diffère de la leucémie progressive latente avec précipitation des phénomènes terminaux. Cliniquement, elle est caractérisée par l'apparition brusque, sans prodrome, en pleine santé, des symptômes graves et généralisés de la leucémie ordinaire, du syndrome *hemorragica purpura* surtout; seule, la cachexie fait absolument défaut. On fait dès le premier jour le diagnostic par l'examen du sang. L'allure de cette maladie est en tous points comparable à celle des infections suraiguës généralisées, sauf l'absence de troubles gastriques et catarrhaux qui sont de règle pour les infections rapides et généralisées d'origine microbienne. La fièvre, dans cette observation, est restée entre 39 et 40 degrés ; M. Dansac la met sur le compte de phénomènes d'autointoxications.

Il nous reste à compléter cette étude clinique par l'examen des urines dans la lymphadénie, nous la terminerons par l'analyse des symptômes derniers de la maladie.

De l'Albuminerie *dans la lymphadénie.* — Les observations sont muettes à cet égard. Jaccoud est le seul à signaler la présence d'albumine dans les urines (1 à 2 grammes par litre pendant deux ans). MM. Roux et Lannois notent un précipité floconneux d'albumine, M. Combemale en signale des traces vers la fin de la maladie.

Une de nos malades a présenté 50 centigrammes à 1 gramme d'albumine tous les jours pendant le mois de son séjour à l'hôpital, à plusieurs reprises l'analyse exacte en a été faite au laboratoire de M. le professeur Crolas. Nous ne croyons pas que cette albuminurie soit physiologique ou gravidique, la malade n'ayant jamais eu d'éclampsie malgré cinq accouchements, sa santé ayant toujours été parfaite jusqu'à la maladie actuelle.

Nous voyons là une détermination de la lymphadénie sur le rein. Nous ne voulons pas parler de néphrite lymphadénique ; mais étant donné que les maladies toxi-infectieuses jouent un grand rôle dans la pathogénie des néphrites aiguës ou chroniques, nous nous demandons s'il n'y avait pas dans le cas particulier des troubles rénaux d'origine infectieuse lymphadénique.

Il y aurait peut-être là une indication à rechercher systématiquement l'albumine dans l'urine des lymphadéniques.

Mort dans la lymphadénie. **Cachexie terminale.** — Les lymphadéniques meurent par cachexie au bout de dix-huit mois à deux ans de maladie en moyenne, à moins que des troubles fonctionnels ne provoquent l'asphyxie avant ce délai. Les premiers faits nous intéressent particulièrement La cachexie lymphadénique ne ressemble pas à celle des néoplasmes en général ; elle est caractérisée par une diarrhée incoercible, des hémorragies abondantes (melœna, purpura, hématémèses, hématuries, hémorragies cérébrales, métrorragies), des œdèmes généralisés, des sueurs profuses, un amaigrissement considérable ; puis apparaissent les accidents fébriles presque constants à cette période ultime, la mort dans le marasme. Tous ces phénomènes ne rappellent-ils pas la fin d un septicémique plutôt que d'un cancéreux ?

En résumé, certains faits cliniques permettent de soupçonner la nature infectieuse des formes ganglion-

naires de la lymphadénie. La démonstration n'en est pas rigoureusement exacte, mais on ne saurait nier la valeur des arguments que nous avons réunis, puisqu'ils reposent sur des faits et non sur des interprétations de faits.

§ 2. QUELQUES FAITS DANS L'HISTOIRE CLINIQUE DES LYMPHADÉNIES SPLÉNIQUE, INTESTINALE, CUTANÉE, OSSEUSE, LES RAPPROCHANT DES MALADIES INFECTIEUSES.

Nous nous sommes borné dans cette démonstration à l'étude du lymphadénome ganglionnaire, accompagné ou non d'altérations viscérales et de leucémie; il est d'usage en clinique de décrire séparément les formes leucémiques et aleucémiques de la lymphadénie, nous avons cru cette distinction inutile pour le cas qui nous occupe ; trop de divisions nuisent parfois à la clarté d'un sujet; nous avons préféré présenter synthétiquement tous les faits qui sont de nature à nous faire voir dans les hypertrophies ganglionnaires une infection. Or, nous avons vu que la maladie de Hodgkin, de Virchow, de Trousseau ne constituait qu'une des formes de la lymphadénie. Les autres modalités cliniques sont-elles aussi de nature infectieuse? Ces productions néoformatives dans la moelle des os, dans l'intestin, ces manifestations cutanées sont-elles de même nature que les lymphadénomes ganglionnaires? En vérité, on l'ignore et toute supposition à cet égard serait gratuite; mais nous croyons bon néanmoins de faire ressortir de l'étude clinique de ces variétés de lymphadénie ce qui peut les rapprocher des maladies infectieuses.

La lymphadénie splénique aleucémique comprend deux types. Le premier, la lymphadénie splénique commune ou splénomégalie de Debove et Brühl, débute souvent par une douleur dans l'hypocondre gauche avec irradiations, qui s'accompagnent de nausées, de vomissements, de constipation et d'un mouvement fébrile modéré (38°5 à 39°). Nous arrivons à sa période terminale : asthénie marquée, anémie profonde, vomissements incoercibles, diarrhée, hémorragie, fièvre hectique, œdèmes déclives, mort dans un marasme profond au bout de deux ou trois ans. Il y aurait peut-être un rapprochement à faire avec la fin des lymphadéniques ganglionnaires, mais malheureusement ces faits se retrouvent dans toute cachexie. La seconde forme, la lymphadénie splénique des nourrissons a une physionomie moins nette, mais à la fin la leucémie apparaît avec la tuméfaction des ganglions et les enfants succombent à la cachexie comme dans la forme précédente, sauf le mode de réaction spéciale et la résistance moindre de cet âge.

Pour la leucocytémie splénique, nous avons cru devoir, nous écartant d'un plan rigoureux, mais pour la force de la démonstration, citer plus haut l'observation de Michel Dansac : elle renferme cet enseignement qu'une fois on a constaté une lymphadénie splénique pure leucémique, présentant les allures des maladies infectieuses les plus terribles; on pourrait appeler cette forme foudroyante.

Nous parlerons brièvement de la lymphadénie intestinale et de la lymphadénie cutanée. Il n'y a qu'une observation de l'une et de l'autre, celle de Béhier, et celle de Kaposi, qui soient accompagnées de leucémie.

Dans la modalité intestinale aleucémique, que voyons-nous? Une diarrhée intermittente, un amaigrissement énorme, des œdèmes sans albuminurie, au début; à la fin, des hémorragies, des épistaxis, des hématuries, de la fièvre, de la diarrhée continue; on confond les formes rapides avec la dothiénentérie, les formes lentes avec la tuberculose intestinale.

La lymphadénie cutanée aleucémique comprend trois formes : le mycosis fongoïde d'Alibert et Bazin, la forme à tumeurs d'emblée de Vidal et Brocq, la sarcomatose cutanée de Perrin. Toutes trois finissent par altérer la santé générale : perte de forces, inappétence, amaigrissement, diarrhée, température le soir, œdèmes des membres inférieurs, mort par cachexie. De plus, des recherches bactériologiques ont été faites à ce sujet. Rindfleisch a vu dans les tumeurs cutanées du mycosis fongoïde des capillaires remplis de streptococci qui se coloraient bien par la méthode de Gram ; les mêmes microorganismes existaient en grand nombre dans les capillaires du poumon et du foie. Auspitz a décrit une infiltration diffuse du tissu avec des microbes libres ou dans les cellules, qu'il n'a pu déterminer. Ces travaux sont analysés par Hallopeau (dans la *Revue des sciences médicales* de Hayem) dont la conclusion est une confirmation de l'allure infectieuse que nous prétendons trouver à certaines formes de mycosis fongoïde. « Le mode d'évolution des tumeurs mycosiques et particulièrement la rapidité avec laquelle elles peuvent s'effacer sans laisser de traces, ainsi que leur tendance à se multiplier et à atteindre souvent d'énormes proportions permettent d'affirmer que l'agent infectieux, encore incomplètement déterminé, qui en est la cause première n'a qu'une vitalité éphémère, mais qu'en revanche il a une grande puissance de reproduction.

La lymphadénie amygdalienne est encore très imparfaitement connue, on en n'a cité qu'un cas.

Les lymphadénomes des os sont rares. M. le professeur Poncet a réuni les observations connues dans son article du *Traité de chirurgie*. En 1866, Ranvier décrit la lésion pour la première fois (tumeur du bassin chez un enfant de dix ans), puis L. Périer (tumeur du maxillaire inférieur, enfant de douze ans). Enfin M. Kelsch et Vaillard *(Ann. de l'Inst. Past.*, t. IV, n° 5, 1890) ont publié une observation que nous reproduisons au chapitre suivant, la forme osseuse n'étant pas pure. En somme, la lymphadénie osseuse se rencontre surtout chez les jeunes sujets et sous deux formes :

1° Les sujets leucémiques présentent des lésions diffuses dans la moelle osseuse, des amas de globules blancs, retenus dans les mailles du tissu réticulé ;

2° Il s'agit dans une deuxième série de cas, de lésions localisées, donnant lieu à des masses distinctes, à de véritables tumeurs peut-être d'origine microbienne et s'accompagnant de leucocytose. (Poncet, *loc. cit.*)

Tous les cas où on est intervenu ont été suivis de mort à bref délai ; de plus tout traitement médical est illusoire, la marche est rapide, la terminaison fatale.

Il serait donc bien hasardé d'affirmer au nom de la clinique, la nature infectieuse de ces formes de lymphadénie. Toutefois, certains faits sont à retenir dès maintenant, peut-être des recherches ultérieures viendront-elles justifier cette tentative de rapprochement que nous avons essayé de faire entre ces modalités cliniques. Il y a dix ans, on n'aurait pas même discuté l'hypothèse de l'origine infectieuse des formes ganglionnaires ; aujourd'hui, de nombreux expérimentateurs soumettent au contrôle bactériologique les faits avancés par les cliniciens. Il nous reste à grouper les résultats obtenus dans un second chapitre.

Mais auparavant nous devons publier les quelques observations de lymphadénie que nous avons pu recueillir nous-même, dans lesquelles l'allure clinique ou l'examen bactériologique ont pu indiquer la nature infectieuse possible.

Observations inédites & Recherches bactériologiques

OBSERVATION I (personnelle).

(Recueillie dans le service de M. le professeur Poncet)

Lymphadénie ganglionnaire généralisée aleucémique.
(Adénie de Trousseau.)

Marie H., dite C..., âgée de quarante-quatre ans, ménagère, née à Longchaumois (Jura). Entrée le 30 novembre 1894. Salle Sainte-Anne, lit 13.

Antécédents héréditaires. — Nuls.

Antécédents personnels. — Pas de manifestations scrofuleuses dans l'enfance. Mariée à vingt-six ans, la malade a eu cinq enfants, dont deux jumeaux, tous en bonne santé, menstruation régulière, grossesses et accouchements normaux, le dernier, il y a huit ans. Dans son pays, pas de fièvre puludéenne, très peu de goitres; l'état sanitaire de sa famille a toujours été excellent. Depuis quelques années, dentition très mauvaise. Il y a deux ans et demi, érysiplèe de la face ayant duré quinze jours et récidivé un an après à la même époque; la malade n'a pas remarqué à ce moment de ganglions enflammés, il est peu probable qu'il y ait une relation entre cette maladie et l'apparition des ganglions.

Histoire de la maladie. — Vers la fin du mois de juin 1894, la malade s'aperçut, pour la première fois, de l'existence, au niveau de l'angle du maxillaire inférieur à droite, d'une petite tumeur de la grosseur d'une noisette, dure, roulant sous le doigt, qui devint rapidement douloureuse et resta stationnaire pendant deux mois. Au moment de l'apparition de ce ganglion, la malade avait une conjonctivite du même côté qui a duré une quinzaine de jours. Deux mois après, la tuméfaction envahit successivement le système lymphatique carotidien qui accompagne le paquet vasculo-nerveux du cou, les ganglions occipitaux, ceux du creux sus-claviculaire droit ; elle se propage ensuite aux ganglions inguinaux, axillaires du même côté, puis à ceux du bras et de l'avant-bras correspondant. Des tuméfactions apparaissent bientôt à gauche dans l'ordre suivant : en premier lieu dans la région cervicale, puis à l'épitrochlée, à l'aiselle, à l'aine.

Tous ces phénomènes se sont passés successivement et dans l'ordre indiqué, il s'est écoulé un mois environ entre l'apparition du ganglion rétroagulo-maxillaire et l'envahissement du système carotidien.

Malgré cela, la santé de la malade est restée bonne jusqu'à ces derniers jours. Depuis une quinzaine seulement, l'appétit a diminué, les forces ont faibli, un peu d'amaigrissement (mais la malade pèse encore 85 kilogrammes pour une taille de $1^{m}62$). Céphalalgies fréquentes et généralisées, insomnies et mouvement fébrile tous les soirs.

Etat actuel. — La malade est robuste et a un aspect plutôt pléthorique ; les pommettes sont très rouges, le teint très animé et presque violacé (asphyxique), les muqueuses fortement colorées, les yeux brillants.

Les ganglions sous-maxillaires, cervicaux, occipitaux, axillaires, épitrochléens et inguinaux sont très hypertrophiés. La face présente un élargissement considérable, surtout marqué à droite, augmentant à mesure qu'on avance vers le cou et se continuant comme en ligne droite avec lui ; la région médiane semble indemne, mais les régions parotidienne, génienne et carotidienne sont le siège à droite d'une tumeur qui paraît unique et est limitée inférieurement par une espèce de pli circulaire de la peau qui la sépare d'une seconde tumeur occupant la région sus-claviculaire. A gauche, la tuméfaction est moins considérable.

Les mensurations ont donné :

A 3 centimètres au-dessous du sillon du cou :

Périmètre 48 centimètres : 26 à droite, 22 à gauche.

Au niveau de ce sillon :

Périmètre 48 centimètres : 27 à droite, 21 à gauche.

Sur une ligne allant de la protubérance occipitale externe à la symphyse mentonnière :

Périmètre 54 centimètres : 33 à droite, 21 à gauche.

Par le conduit auditif externe au-dessous du nez :

Périmètre 57 centimètres : 32 à droite, 25 à gauche.

Au niveau de ces tuméfactions, pas de changement de coloration de la peau, pas de vascularisation superficielle, pas de battements, ni expansion, ni souffle. La peau est tendue, mais libre sur les parties sous-jacentes, légèrement épaissie, surtout à droite, un peu chaude. On sent au toucher, des deux côtés, des masses dures, bosselées, mamelonnées, formées de lobes unis les uns aux autres, gros comme des œufs de poule ou de dinde, de consistance plutôt dure, légèrement élastique, immobile.

La tuméfaction sus-claviculaire du côté droit, au contraire, est mobile ; elle est formée d'un ensemble de ganglions dont l'un a la grosseur d'un œuf de pigeon et les autres de petites noisettes, on sent nettement leurs limites. A gauche, où la vue n'indique rien, on sent une pléiade de petits ganglions. Dans la région sous-occipitale des deux côtés, une dizaine de petits ganglions gros comme des haricots.

Dans l'aisselle, à droite : tumeur très dure, immobile, du volume d'une grosse noix, à surface lisse, sans lobes, faisant une saillie très forte quand le bras est levé ; la peau épaissie est libre; au-dessous, une petite tumeur grosse comme une olive. A gauche : deux petites tuméfactions comme des noisettes. Dans la ligne axillaire gauche, au niveau de la neuvième côte, une tumeur du volume d'une noix, peu mobile, adhérente aux tissus profonds, et douloureuse à la pression. La consistance est assez analogue à celle d'un lipôme (fluctuation lipomateuse).

Au coude : à droite, un ganglion épitrochléen, gros comme un œuf de poule, douloureux à la pression, n'amenant plus de gêne fonctionnelle ; à son niveau, la peau est très tendue. A gauche, un ganglion gros comme une noix qui, au dire du malade, a diminué de moitié depuis quinze jours ; douloureux au début, il est maintenant insensible à la pression, la peau épaissie et adhérente.

A l'aine droite, au-dessus de l'arcade crurale, tumeur grosse comme un œuf, à grand axe, dirigé dans le sens du ligament de Fallope, dure, mobile, bilobée ; et à côté, trois ou quatre ganglions comme des noisettes. En plongeant les doigts en arrière de l'arcade, on sent un grand nombre de petits ganglions qui s'enfoncent profondément dans le triangle de Scarpa. Il en est de même à droite.

Pas de ganglions poplités ni tibiaux. L'embonpoint de la malade ne permet pas de constater la présence de ganglions mésentériques ou lombaires.

La rate n'est pas hypertrophiée.

La voix, depuis un mois, a changé de timbre, elle est grosse, rauque.

L'examen du poumon ne révèle rien, les sommets sont intacts. Rien au cœur, point de souffle dans les vaisseaux du cou ; point d'œdème des membres inférieurs. La malade est essoufflée après une marche un peu rapide, en montant des escaliers, mais ceci depuis plusieurs années, à la suite de palpitations ; toutefois, l'essoufflement et les palpitations ont augmenté d'intensité depuis le début de la maladie actuelle, ce qui indique l'envahissement des ganglions trachéo-bronchiques et la compression du sympathique et du pneumogastrique. Le foie est normal, pas d'autres accidents à la compression d'organes.

L'appétit est diminué, ce qui vient surtout de la gêne qu'éprouve le malade à avaler les aliments ; les amygdales sont blanchâtres et hypertrophiées.

Température : le 1er décembre au soir, 38°6.

Traces d'albumine dans les urines.

Le sang a une coloration normale, pas d'anémie, pas de leucémie (les examens répétés les jours suivants n'ont jamais révélé d'altération du sang). Valeur globulaire normale.

4 décembre. — La température se maintient à 38 degrés, l'état général reste le même ; disque d'albumine dans les urines.

La tuméfaction cervicale semble avoir sensiblement augmenté de volume, la peau est tendue, rouge, chaude, l'angle externe de l'œil droit est un peu abaissé. Douleurs spontanées au cou, exagérées par le toucher. Les mensurations donnent 1 centimètre de plus à droite sur toutes les données antérieures. Au contraire, le ganglion épitrochléen gauche a diminué d'un tiers de volume, le droit de moitié.

7 décembre. — 37°6 le matin. Diminution de volume des deux tumeurs axillaires droites. On extirpe à la malade le ganglion signalé dans le flanc gauche, sur la ligne axillaire au niveau de la neuvième côte. Il a le volume d'une noix. A la coupe il a un aspect caséeux, ramolli sur une partie de son étendue.

On fait l'ensemencement de trois tubes de bouillon avec une partie de ce ganglion. Le reste est injecté dans le tissu cellulaire sous-cutané de la cuisse de deux cobayes et dans la nuque d'un lapin.

8 décembre. — 38 degrés, soir 37°8. A ce moment seulement on institue le traitement : phosphure de zinc. Liqueur de Fowler.

9 décembre. — *Analyse des urines* [1].

1° Caractères généraux :

Volume des urines émises en vingt-quatre heures, 700 centimètres cubes.

Couleur de bière brune très foncée (l'urine sanguinolente).

Odeur normale.

Dépôt considérable de 2 centimètres au moins à la partie inférieure du vase, disparaissant par la chaleur = urates.

Réaction. Acide.

Densité, 1032,

[1] Cette analyse a été faite au laboratoire de M. le professeur Crolas, par notre bon camarade le Dr Ahmed Hussein.

2° Dosage des éléments normaux :

Urée	10 gr. 20
Azote uréique	4 — 69
Azote total	7 — 7
Coefficient d'oxydation	0 — 61
Acide phosphorique anhydre . .	0 — 91
Phosphate	1 — 98
Acide urique	1 — 15

3° Eléments anormaux :

Mucine, traces,

Albumine, 1 gramme.

Glycose, néant (la liqueur de Fehling est réduite néanmoins par des substances qui ne sont pas du sucre. Cette réduction est due vraisemblalement à l'absorption de médicaments appartenant au groupe aldéhydique (chloral).

4° Examen microscopique :

Beaucoup d'urates. Quelques globules graisseux. Quelques débris épithéliaux, pas de pus, pas de globules sanguins.

5° Examen spectroscopiques :

On n'a pas les bandes de réduction de l'hémoglobine.

11 décembre.— Température 39°4 la veille au soir, 38°2 le matin.

Pansement : Réunion de la plaie par première intention. L'état général reste peu compromis, malgré l'accentuation des troubles fonctionnels : dysphagie, dyspnée, voix nasonnée.

Diminution notable de deux ganglions de l'aisselle droite. Les ganglions épitrochléens sont à peine perceptibles. Mais le cou augmente sans cesse de volume. Traces d'albumine; les urines sont toujours colorées et peu abondantes.

14 décembre. — 38°2; 38°4. Albumine, 50 centigrammes. L'état reste stationnaire.

30 décembre.—La malade quitte l'hôpital dans l'état où elle y est entrée. L'état général est encore satisfaisant : pas de symptômes annonçant l'approche de la cachexie; pas de troubles fonctionnels alarmants; les tumeurs ont néanmoins augmenté de volume au cou des deux côtés de même qu'aux aines. Une zone de submatité dans

la région interscapulaire et de gros râles à ce niveau permettent, avec la dyspnée signalée, de diagnostiquer l'envahissement des ganglions bronchiques.

La malade est morte au mois de mars 1895, par asphyxie. Pas de renseignements précis.

RÉSULTATS BACTÉRIOLOGIQUES

Le 6 décembre 1894, on extirpe, toutes précautions antiseptiques prises, un ganglion isolé, gros comme une noix, dans la ligne axillaire gauche.

Il présente à la coupe un aspect caséeux blanchâtre, ramolli complètement en un point vers une de ses extrémités.

Des fragments de ce ganglion sont inoculés dans le tissu cellulaire sous-cutané de deux cobayes, et dans la nuque d'un lapin.

Ces deux cobayes succombent au bout de huit jours, sans présenter d'hypertrophie ganglionnaire. Des prises de sang dans le cœur restent stériles.

12 décembre — Prise de sang au doigt de la malade. Ensemencement de trois tubes de bouillon qui, portés à l'étuve à 37 degrés, sont troublés le lendemain. On y découvre un grand nombre de staphylocoques, quelques chaînes de streptocoques et divers microorganismes. On en fait une deuxième culture en bouillon ; cette seconde génération est inoculée à deux cobayes sans résultat.

Le lapin est sacrifié en juillet 1895, rien à l'autopsie, des prises de sang dans le cœur n'ont rien donné en bouillon.

L'examen microscopique du ganglion montre la structure intime du lymphadénome.

Observation II

(Service de M. le professeur Lépine, prise par M. Paul Courmont, interne du service).

Lymphadénie. — (Gros foie, grosse rate, hypertrophie de tous les ganglions superficiels. — Lymphadénie intestinale probable. — Leucocytémie prononcée).

M. quarante-six ans, homme de peine, entré à l'Hôtel-Dieu le 12 novembre 1895.

Pas d'antécédents héréditaires notables.

Antécédents personnels. — Pas de syphilis, pas d'alcoolisme, bonne santé habituelle. Métier pénible.

Il y a huit mois, début de la maladie par une angine accompagnée de frissons plusieurs jours de suite, au bout de trois jours, douleurs dans le flanc gauche. Un mois après, toux, dyspnée, palpitations (interrompt son travail), s'aperçoit de l'hypertrophie des glandes du cou, trois mois après le début de sa maladie, entre à Paris, dans le service de M. Cornil où on constate : adénie généralisée, gros foie, grosse rate, ictère, œdème des jambes, gonflement des gencives avec hémorragie buccale. Traitement par la liqueur de Fowler améliore tous ces symptômes et fait diminuer les ganglions. Il sort au bout de deux mois.

Il y a un mois et demi, point de côté vers la région du foie, le malade se sent plus fatigué, tousse davantage, a des troubles anémiques marqués. Troubles laryngés pendant trois semaines, consistant en de l'aphonie a peu près complète. Depuis quinze jours, gonflement douloureux du bas-ventre.

Actuellement. — Aspect anémique très marqué ; pâleur cireuse, pas d'amaigrissement, légère bouffissure.

Mêmes troubles fonctionnels qu'auparavant, dyspnée, toux sèche, palpitations cardiaques, douleurs abdominales au niveau du foie, de la rate et du bas-ventre. Jamais de troubles gastriques.

Examen des organes. — Au poumon : pleurésie de la base droite (matité se déplaçant, vibrations diminuées, râles humides), rien au reste du poumon, expectoration insignifiante.

Cœur : pointe dans le cinquième espace intercostal, dans la ligne mamelonnaire. Matité normale. Auscultation : souffle systolique mitral fort, diminué par la position d'Azoulay. Souffle systolique tricupsidien inconstant, souffle variable à l'orifice pulmonaire, s'entendant sur tout le bord gauche du sternum.

Le pouls est ample, régulier. Au cou, pouls veineux léger.

Le sang très pâle, globules rouges : 1.270.000 ; hémoglobine : 2, valeur globulaire : 0,6.

Globules blancs : 200.000. Ce sont surtont des leucocytes de grandeur moyenne.

Abdomen ballonné, tendu, assez douloureux à la pression dans les zones hépatique et splénique.

Foie très hypertrophié, descend jusqu'au-dessous de l'ombilic. Matité verticale : 15 centimètres.

Rate : dimensions presque analogues, matité : 14 centimètres de haut.

La région sus-pubienne est un peu douloureuse et fait une saillie notable.

Œdème très marqué des jambes.

Les ganglions sont très hypertrophiés aux aines, aux aisselles, sous-maxillaires (grosseur d'une petite noix). Ganglions plus petits le long de la carotide et au creux sus-claviculaire.

Urines : 2 litres par jour, pas d'albumine. Jamais de fièvre.

RECHERCHES BACTÉRIOLOGIQUES

Communiquées par M. Paul Courmont.

1° *Examen du sang* n'a révélé aucun parasite visible.

2° *Examen du liquide pleural* (ponction exploratrice, faite avec une seringue stérilisée). 1 centimètre cube de ce liquide est ensemencé en bouillon et mis à l'étuve à 37 degrés.

Au bout de deux jours, le bouillon est trouble, il renferme en abondance des cocci groupés de différentes façons et très facilement colorés par les réactifs ordinaires.

Sur gélose peptonisée, à 37 degrés, on a une colonie en traînées blanches, brillantes, uniformes, absolument analogues à celles du staphylocoque blanc.

Sur gélatine, on a une colonie d'abord composée de petits points incolores et qui ne liquéfient la gélatine en se transformant en colonies blanches qu'au bout de cinq ou six jours (à 22 degrés).

3° *Examen du sang de la rate.* — 1re ponction avec une seringue stérilisée à longue aiguille, le 18 novembre. On ne retire qu'1/2 centimètre cube de sang qu'on ensemence dans un tube de bouillon à 37 degrés. Trois jours après seulement, trouble léger du bouillon avec légère pellicule à la surface. Cette culture a été réensemencée en bouillon à 37 degrés, donne en vingt-quatre heures un trouble très marqué formé de très petits grumeaux grisâtres.

Sur agar, à 37 degrés, donne en vingt-quatre heures, une traînée brillante, transparente, à reflets bleuâtres, à bords dégradés, légèrement crénelés.

Sur gélatine, à 22 degrés, on a, au bout de deux jours, une série de petites colonies grenues, bleuâtres par transparence, ressemblant à celles du *Bacillus coli* au début. Mais au bout de trois jours, la colonie devient blanche, arrondie, et liquéfie abondamment la gélatine. Sur tubes d'Esmarch, surtout, ces caractères sont bien visibles. La colonie blanche est nettement arrondie et forme une zone de liquéfaction de la grosseur d'un pois environ.

Examen des cultures. — En bouillon : bacilles se présentent sous des caractères un peu différents selon l'aération et l'ancienneté de la culture. La première culture en tube montrait des bacilles courts, souvent contournés, souvent réunis en amas, souvent aussi simplement sous forme de diplobacilles.

En matras Pasteur, une colonie de vingt-quatre heures présente des bacilles beaucoup plus gros et beaucoup plus longs, formant parfois des chaînes considérables.

Les cultures d'agar et de gélatine, montrent des bacilles [réguliers assez gros, arrondis à leurs extrémités, trappus, le plus souvent isolés ou en diplobacilles.

Dans toutes ces cultures, les préparations extemporanées ont montré une mobilité évidente du bacille.

Les colorations ont été faites au violet de gentiane ; le temps a fait défaut pour essayer d'autres réactifs.

Inoculations : *a)* Sur le cobaye (4 c. c. de cultures en bouillon âgées de huit jours, dans le péritoine). Au bout de dix jours, le cobaye est encore vivant et ne présente pas de lésion apparente.

b) Sur le lapin (2 c. c. dans la veine auriculaire droite de la même culture). Au bout de six jours, le lapin est encore vivant et n'a présenté aucun phénomène local ni général.

4° *Examen du sang de la rate.* — Une seconde ponction est faite le 24 novembre avec seringue stirilisée. On retire 2 centimètres cubes de sang qu'on ensemence dans 2 litres de bouillon. Ces tubes ne sont pas devenus fertiles.

5° *Examen du sang d'une veine du bras.* — Ponction faite le 22 novembre avec seringue stérilisée. On ne retire guère que 1/2 centimètre cube de sang qui, ensemencé en bouillon et à 37 degrés, n'a pas donné de culture.

En somme, ces deux derniers examens négatifs peuvent ouvrir la porte à un doute sur la valeur des résultats du premier ensemencement de sang de rate. Cependant la présence du staphylocoque dans le liquide pleural, d'un bacille dans le sang de la première ponction de la rate, ne laissent pas que de présenter quelque intérêt, et si l'examen de la rate et des ganglions à l'autopsie démontrait l'existence de ce bacille, il serait légitime de lui attribuer un rôle pathogénique.

Le résultat des inoculations encore négatif ne prouve rien à cause de leur date peu éloignée. Quant au bacille trouvé, le temps a manqué pour faire la différenciation de l'espèce.

Observation III

(Service de M. le Dr Clément. — M. Paul Courmont, interne du service.)

Leucocytémie splénique sans hypertrophie ganglionnaire. 200.000 globules blancs.

H..., femme, cinquante-quatre ans.

Ensemencement de quelques gouttes de sang (prises dans la rate avec seringue stérilisée) dans des tubes de bouillon mis à l'étuve à 37 degrés. Cet ensemencement est resté absolument stérile.

Observation IV

Lymphosarcome cervical à droite ayant évolué en huit mois. — Fièvre élevée pendant les trois derniers mois de la maladie.

X..., femme, cinquante ans.

Une ponction intra-ganglionnaire est faite pendant la vie ; le lendemain le sang mis en culture à l'étuve, 37 degrés ; trois jours après les bouillons sont troublés. On constate au microscope un staphylocoque qu'on n'a pu déterminer.

Des inoculations de cultures de ce microbe sont faites à un cobaye (1/2 centimètre cube dans la cuisse) et à un lapin (1/2 centimètre cube dans la veine auriculaire) qui restent sans résultat.

Un mois après, inoculation dans la veine saphène externe de deux gros chiens, de 9 et de 15 centimètres cubes de la troisième génération de la culture. L'expérience, qui ne date que de dix jours, n'a pas encore donné de résultats.

CHAPITRE II

Recherches bactériologiques tendant à établir la nature infectieuse des hypertrophies ganglionnaires lymphadéniques.

La nature infectieuse de la lymphadénie semble indiquée par les faits cliniques que nous venons d'exposer : mais quelque valeur qu'on y attache, ils sont insuffisants ; c'est à la bactériologie qu'il appartient de dire le dernier mot dans une question de ce genre.

Les recherches ont été nombreuses et beaucoup d'entre elles négatives ; d'autres plus heureuses ont signalé l'existence dans les productions lymphadéniques de microbes, les uns connus, les autres nouveaux, vraisemblablement aucun de spécifique. Ces documents sont recueillis ici à titre de matériaux, aucun n'est à dédaigner, chacun d'eux renferme un enseignement, leur étude approfondie permettra seule de nous faire une opinion exacte sur la nature de la lymphadénie ganglionnaire et sur la question de la pluralité des agents infectieux. Mais il ne suffit pas d'avoir démontré la présence de microbes, il faut démontrer leur rôle pathogène, si possible, leur action spécifique. Nous allons donc examiner les résultats fournis par les examens bactériologiques ; les recherches ont porté sur le sang pendant la vie ou après la mort, sur les ganglions lymphatiques, sur la rate.

§ 1. CONSTATATION DE MICROBES DANS LES PRODUCTIONS LYMPHADÉNIQUES.

Nous ferons remarquer tout d'abord que ces examens n'ont pas tous donné des résultats positifs. Bien des faits dans lesquels l'ensemencement a été pratiqué avec du sang ou des fragments de tissus leucémiques montrent que les cultures ont été stériles. Ils ne permettent pas cependant de nier la nature infectieuse de la lymphadénie ganglionnaire, nous avons à leur opposer des faits positifs en tout aussi grand nombre, et dans les questions de cet ordre ceux-ci priment toujours ceux-là ; de plus, l'insuccès de ces derniers est souvent d'explication facile, comme nous le montrerons dans la suite.

Nous passerons brièvement sur les cas dans lesquels des microbes ont été vus mais non déterminés. Klebs a décrit des monades dans le sang. Mac Gillavry, Osterwald, Mayet y ont constaté des microbes ; Spilling en a vu dans la rate ; Byron Bramwel, dans les ganglions. Dans ces observations, il s'agit de formes analogues aux streptocoques et aux staphylocoques.

Nous arrivons aux examens qui ont permis de constater

la présence de microbes ; ils peuvent être divisés en deux catégories ; dans la première on a trouvé des microbes vulgaires ou du moins connus ; dans la seconde, des microbes nouveaux.

A. **Constatation de microbes connus** *(streptocoque, staphylocoque, bacille de Koch)*. — C'est en Italie que les premières recherches bactériologiques furent faites avec succès. Majocchi et Picchini trouvèrent, dans des ganglions hypertrophiés, des streptocoques mélangés à des bacilles ; par ponction ils avaient recueilli les mêmes microorganismes sur le vivant. Après eux, Maffucci trouva des streptocoques à l'état de pureté dans les ganglions ; et, après ensemencement de parcelles relevées dans les tumeurs, il obtint des cultures dont les signes morphologiques étaient réellement ceux du streptocoque. Dans un cas de Traversa où la maladie a évolué en trente jours, le streptocoque a été trouvé pur dans le sang et dans les ganglions.

Plus souvent, on a observé les staphylocoques doré ou blanc, Bonardi les a trouvés associés dans le sang de deux malades atteints de lymphadénie splénique avec leucémie. Hewelka (*Cronika lekarska*, 1889) rapporte un cas d'adénie dans lequel quatre fois des cultures furent faites avec le sang pendant les périodes fébriles et pendant les périodes apyrétiques ; chaque fois il constata la présence du *Staphylococcus pyogenes albus*.

MM. Roux et Lannois ont, en France, publié la première observation d'adénie infectieuse, l'agent pathogène fut le *Staphylococcus aureus ;* ils l'ont recueilli dans le sang pendant la vie, dans le suc des ganglions après la mort, ils ont inoculé des cultures de ce microbe à des lapins et ont déterminé, entre autres lésions, le développement d'hypertrophies ganglionnaires. Nous résumons ainsi l'observation et les résultats bactériologiques :

Enfant de huit ans, présentant des masses ganglionnaires hypertrophiées au niveau du cou, du médiastin, des aisselles, etc... Hypertrophie splénique ; la fièvre dépasse parfois 40 degrés ; après des poussées de leucocytose, des ecchymoses en différents points du corps, des douleurs très vives dans les hypocondres, une dyspnée intense et des hémorragies nasales et buccales abondantes, affaiblissement progressif et mort. — Autopsie : Ganglions hypertrophiés sans dégénérescence caséeuse, ni fonte purulente, rate volumineuse, gros reins blancs parsemés de taches ecchymotiques, qu'on retrouve sur les séreuses, notamment sur le poumon qui présente de petits abcès entourés d'une zone hémorragique. Recherches bactériologiques : le sang pendant la vie et des fragments de ganglions après la mort ont été ensemencés et ont donné des cultures fertiles, lesquelles inoculées à des lapins et à des cobayes, soit dans le système circulatoire, soit sous la peau, ont donné naissance à des lésions multiples dont quelques-unes rappellent celles de l'enfant. Les constatations les plus intéressantes sont celles qui ont trait à l'état des ganglions ; tous les animaux inoculés, sauf le premier mort en quelques heures, ont présenté une hypertrophie notable d'un assez grand nombre de ganglions ; et de ces ganglions comme du sang et des autres organes atteints chez les animaux inoculés, on a pu retirer en cultures pures le même microorganisme que chez l'enfant. L'agent pathogène est le *Staphylococcus pyogenes aureus*, mais avec des caractères de végétabilité, de fonction chromogène et de virulence générale quelque peu atténués.

MM. Roux et Lannois concluent que c'est aux différences morphologiques présentées dans leur cas par le staphylocoque pyogène qu'on peut attribuer les propriétés nouvelles grâce auxquelles il a produit des hypertrophies ganglionnaires simples, au lieu d'aboutir à la formation du pus.

Cette observation n'a pas été assez remarquée, ni publiée, nous avons tenu à la donner avec quelques détails.

M. Combemale a, dans un cas de pseudoleucémie ganglionnaire retiré des ganglions lymphatiques le *Staphylococcus albus*.

M. Verdelli en ensemençant le sang et de la pulpe ganglionnaire cultive les staphylocoques blancs et dorés. Dans un cas de Hinterberger le staphylocoque et le streptocoque étaient associés.

On pourrait trouver peut-être dans la littérature médicale d'autres observations dé lymphadéni. avec recherches bactériologiques démontrant la présence des agents ordinaires de la suppuration. Avec MM. Roux et Lannois, nous ferons constater que, dans les cas particuliers, ces microbes ont perdu la propriété de faire du pus; il s'agit évidemment là d'une virulence modifiée, soit par la qualité du germe, soit par le terrain sur lequel celui-ci se développe, soit par la localisation des processus infectieux sur tel ou tel système organique. (Nous renvoyons à ce sujet à la thèse de M. le Dr Dor, chef de laboratoire du professeur Poncet).

Mais nous n'en avons pas fini avec notre première catégorie de faits, celle qui comprend les lymphadénies avec microbes connus; les agents de la suppuration n'ont pas seuls été incriminés : MM. Delbet et Longuet ont signalé dans le sang des ganglions la présence du pneumocoque. Ce qui mieux est et d'une tout autre importance, le bacille de Koch a été rencontré dans des cas d'hypertrophies ganglionnaires généralisées, donnant lieu absolument au syndrome clinique du lymphadénome. Différents auteurs ont signalé ces faits (Alb. Robin, *Soc. méd. Hôpit.*, 22 juin 1881, 3 observ. de Marey; — Trélat, 1888, 2 obs.; — Duplay, 3 obs.). Nous ne voulons retenir que ceux de MM. Brentano et Tangl. (De l'étiologie de la pseudoleucémie *in Deutsche med. Wochenschrift*, 1891, n° 17) et de M. Delbet (*Sem. méd.* 1893, t. I, p. 430).

Les deux premiers ont observé, dans le service de Frenkel, une femme de cinquante-sept ans, atteinte d'adénie, qui mourut de cachexie, après avoir présenté de la bronchite, de la pleurésie, de l'ascite, de la diarrhée.

Les crachats, examinés pendant la vie, ne contiennent pas de bacille tuberculeux; à l'autopsie, les ganglions hypertrophiés ne présentent pas de tuberculoses visibles. Le poumon semble sain. Dans l'intestin, au niveau de la valvule de Bauhin, on trouve une ulcération tuberculeuse et, un peu partout, des tubercules caséeux, d'autres gris transparents; dans le péritoine, une quantité innombrable de petits nodules miliaires. Au microscope, la nature tuberculeuse des ulcérations était évidente; les petits nodules du péritoine étaient des tubercules avec bacilles. Mais, dans les ganglions, il était impossible de trouver une ulcération qui pût être rattachée à la tuberculose, on n'y put colorer un seul bacille; pourtant l'inoculation d'un fragment de ganglion à un cobaye détermina chez ce dernier une tuberculose manifeste.

La conclusion s'impose; la tuberculose ganglionnaire peut être une des formes de l'adénie, elle peut en prendre le masque. On peut s'y tromper si bien que le malade qui fait l'objet de la clinique de M. Delbet sur la nature infectieuse de la lymphadénie devait l'hypertrophie généralisée de ses ganglions au bacille de Koch. Et cependant, n'avons-nous pas établi, dans ce travail, l'indépendance absolue de la lymphadénie et de la tuberculose? La contradiction n'est qu'apparente : les deux affections sont absolument distinctes. Mais, de même qu'il y a des adénies dues au streptocoque et au staphylocoque, il y a des adénies dues au bacille de Koch; elles se rencontrent chez des individus qui ne présentent aucun symptôme de tuberculose pulmonaire ou autre.

Sans doute le diagnostic différentiel sera difficile entre l'adénie tuberculeuse et l'adénopathie bacillaire, malgré la généralisation dans le premier cas, la fonte purulente et la caséification rapide dans le second. Mais les deux affections existent et doivent être séparées. S'agit-il de distinctions subtiles ou encore d'erreurs de diagnostic? Va-t-on chercher une adénie alors qu'il y a vulgairement une adénopathie bacillaire? Nullement, et nous répondrons, avec M. Delbet: « Nous partons de la clinique, il s'agit d'établir la nature d'une affection dont les symptômes sont connus. Or, quand nous trouvons des cas où tous les symptômes caractéristiques sont réunis : hypertrophie ganglionnaire généralisée, leucocytose, cachexie spéciale, nous sommes forcé de ranger ces faits dans le lymphadénome. Et si l'examen bactériologique, les inoculations démontrent que les lésions étaient tuberculeuses, nous devons logiquement conclure que certains cas de prétendu lymphadénome sont de nature tuberculeuse. »

En résumé, *il y a des cas de lymphadénie ganglionnaire, assez nombreux aujourd'hui, dans lesquels on a constaté les agents vulgaires de la suppuration et le bacille de Koch.*

B. **Constatation de microbes nouveaux.** *Bacilles de Kelsch, Pawlowsky, Delbet.* — Nous arrivons à un groupe de faits dans lesquels on a constaté des microbes nouveaux.

Luigi Manfredi a décrit un microcoque nouveau, « agent pathogénique des tumeurs infectieuses ». Cardarelli a constaté, dans deux cas de lymphadénie splénique, chez des enfants, un bacille peu différent de celui d'Eberth. Il en a fait une communication, au Congrès de médecine de Rome, intitulée : *Su di una forma di pseudoleucemia dei bambini.* Les renseignements manquent à leur sujet,

MM. Kelsch et Vaillard, chez un malade porteur de tumeurs lymphadéniques multiples avec leucémie, ont décrit un microbe particulier :

Les cultures obtenues avec le sang extrait pendant la vie ou le suc de tumeurs enlevées aussitôt après la mort ont fourni un seul et même organisme toujours identique, tant par ses caractères morphologiques que par ses modes de développement sur les divers milieux nutritifs. C'est un bacille immobile, court, trapu, arrondi aux extrémités, à peine plus long que large, quelquefois allongé en bâtonnet, tantôt isolé, tantôt formé de plusieurs articles (2 à 4), placés bout à bout. Il se colore par le bleu de méthylène alcalin les solutions hydroalcooliques du violet de gentiane, de méthyle, de fuschine, mais non par la méthode de Gram. Ce bacille court, à espace clair central se développe rapidement dans le bouillon de bœuf peptonisé, de même dans la gélatine et présente les mêmes formes sur gélose ou pomme de terre ; il est aéro-anaérobie.

Les cultures en bouillon provenant du sang recueilli pendant la vie ou des tumeurs enlevées à l'autopsie ont été inoculées à différents animaux : cobayes, lapins, souris blanches. L'injection de 1 centimètre cube d'une culture de vingt-quatre heures dans le péritoine chez le cobaye et dans la veine auriculaire chez le lapin, n'a produit aucun résultat immédiat ou éloigné. Chez la souris blanche, l'injection sous cutanée d'1/2 centimètre cube de culture détermine la mort en vingt-quatre heures ; aucune lésion n'existe au point d'inoculation pas plus que dans les différents organes ; mais le sang, la rate, le foie, contiennent en abondance un bacille court, à espace clair central, identique à celui qui existait dans la culture inoculée. Chez le lapin, l'injection de 2 centimètres cubes dans la veine auriculaire, entraîne la mort après vingt-quatre ou trente-six heures ; le sang, la rate et le foie fourmillent du même bâtonnet sans lésions des organes.

L'analyse histologique a révélé les détails de structure d'un lymphôme malin.

MM. Kelsch et Vaillard accompagnent leur publication des réflexions suivantes : « On se sent véritablement porté à attribuer l'épithète de maladie infectieuse à une affection qui atteint brusquement un soldat jeune et vigoureux, exempt de tare héréditaire et qui le tue au bout de quelques mois, après avoir produit des localisations multiples dans tous les organes ». Et plus loin : « Nous n'avons pas la prétention d'avoir découvert le mécanisme de la leucémie. Nous ignorons la nature de la relation qui existe entre celle-ci et notre bacille et les résultats insignifiants de nos essais d'inoculation ne sont pas faits pour dégager cette inconnue. Aussi produisons-nous ce fait uniquement à titre de contribution à la bactériologie de la leucémie. Il n'a pas de valeur précise aujourd'hui, il trouvera peut-être sa place quand ces recherches seront plus avancées. »

Pawlowski n'a pas la même réserve, il dit avoir découvert le microbe spécifique de la leucémie. Dans sept cas, il a constaté un bacille spécial dans le foie, la rate, les ganglions lymphatiques, les intestins, les poumons, les reins, le cerveau, la moelle. Ce bacille est très difficile à cultiver ; il ne pousse ni sur le bouillon ordinaire, ni sur la gélatine, ni sur la gélose, ni sur le sérum gélatinisé, ni à l'état anaérobie. Il faut le cultiver d'abord sur du bouillon de viande additionné de sérum sanguin. On peut ensuite l'ensemencer sur gélose glycérinée.

Nous arrivons à conclure de cette première partie de notre exposé qu'on a constaté jusqu'à ce jour : *un ou plusieurs microbes, reconnus pyogènes et septiques dans d'autres circonstances, qui dans l'espèce ont perdu leur qualité de fabriquer du pus; — le bacille de Koch qui détermine des adénies tuberculeuses; — enfin, des bacilles particuliers, non encore classés parmi les espèces pathogènes.*

Mais, de ce qu'on a trouvé chez des lymphadéniques, soit dans leurs ganglions, soit dans leurs viscères ou leur sang, des microorganismes, en résulte-t-il que la lymphadénie soit une maladie infectieuse ? — Evidemment non ; à la notion de présence démontrée par la culture, il faut joindre la notion de qualité de la virulence ; il faut reproduire, chez les animaux, par l'inoculation des germes rencontrés et cultivés, des phénomènes morbides qui répondent chez l'homme au syndrome clinique de la lymphadénie.

RÉSULTATS DE NOS RECHERCHES

Obs. I. — Les inoculations aux animaux sont restées sans résultat. Les cultures de sang ont décelé la présence de streptocoques et de staphylocoques ; mais elles ont été faites au doigt, et les précautions prises ne sauraient être *bactériologiquement* rigoureuses. Les seuls examens à conserver sont ceux qui ont été faits avec une seringue stérilisée dans la rate ou dans les veines.

Obs. II. — Voir la conclusion de l'observation de M. Paul Courmont.

Obs. III. — Ces expériences ont la valeur d'expériences négatives rigoureusement conduites.

Obs. IV. — Des cultures de sang pris dans un ganglion ont décelé la présence d'un staphylocoque qui n'a pu être déterminé ; les inoculations des cultures de ce microbe à un cobaye, à deux chiens, sont jusqu'à ce jour, restées négatives. (Ces recherches ont été faites avec M. le Dr Nicolas.)

Nous faisons remarquer combien des expériences de ce genre sont difficiles, faute de renseignements précis sur le mode opératoire et les doses de culture à employer. On ne peut se fonder que sur la communication de M. Delbet, puisqu'il est le seul à avoir reproduit expérimentalement le lymphadénome ganglionnaire ; mais il n'a pas décrit le bacille qu'il a découvert ; il parle de doses massives, terme absolument insuffisant puisqu'il n'indique ni le rapport du poids de culture au poids de l'animal, ni le degré de virulence de l'agent pathogène. Les résultats publiés par M. Delbet sont admis généralement en raison de l'autorité de l'auteur, mais nous manquons de moyens de contrôle.

§ 2. REPRODUCTION EXPÉRIMENTALE DU LYMPHADÉNOME GANGLIONNAIRE (EXPÉRIENCES DE M. DELBET).

La science est pauvre en renseignements positifs fournis par l'inoculation du sang ou des tissus de malades atteints de lymphadénie, ou de cultures obtenues par l'ensemencement de ce sang ou de ces tissus.

Il faut reconnaître que la reproduction expérimentale de cette maladie est chose fort difficile, car tous les animaux de laboratoire ne sont pas atteints spontanément de lymphadénie, peut-être même certains d'entre eux jouissent-ils d'une immunité contre les inoculations de ce genre.

Non prévenu et après bien d'autres, nous avions, en novembre 1894, sur des lapins et des cobayes, tenté quelques expériences qui restèrent sans résultat précis. Or, Wehsemeyer prétend que jamais le lymphadénome n'a été vu chez le lapin. Parmi les rongeurs, Eberth n'en cite qu'un cas chez une souris. C'est surtout chez les carnassiers qu'on l'observe, en particulier chez les vieux chiens; on l'a signalé aussi, chez les porcs, les bœufs, les chevaux. Encore qu'on ne puisse appeler le chien le réactif spécial de la lymphadénie, il est bon de savoir que c'est sur lui que l'on doit tenter les inoculations; les tentatives, jusqu'à ce jour, ont porté presque uniquement sur les animaux vulgaires de laboratoire.

M. Delbet donne une seconde raison de la difficulté de reproduire expérimentalement l'affection qui nous occupe. « Les maladies chroniques, dit-il, sont dues à des bacilles de virulences atténuées qui ne peuvent terrasser les animaux, même non réfractaires, comme le font les microbes de virulence exaltée des maladies aiguës. » Nous avons signalé déjà ce fait,en nous appuyant sur la thèse de M. Dor.

Ces faits expliquent que les tentatives d'inoculation n'aient point réussi. Les expériences de Mosler, de Nette, de Bollinger (cités par Wehsemeyer), avec le sang leucémique ou avec du suc frais de rate leucémique ont été infructueuses malgré le nombre et la variété des sujets à expérience : lapins, souris, chiens, cobayes, singes et poules. Les injections intraveineuses n'ont pas donné de meilleurs résultats à Eickenbusch. Les injections multiples de sang défibriné faites par Nette sous la peau, dans le péritoine, dans les veines de l'oreille, dans la veine épigastrique, dans les vaisseaux de la moelle osseuse, etc., chez deux singes et deux porcs, n'ont altéré en rien la santé de ces animaux.

Les inoculations tentées, avec les sucs ganglionnaires, par Troje, par Litten, par MM. Cadiot, Gilbert et Roger, ont été également négatives. Jamais, dans aucun cas, on n'a reproduit la lymphadénie avec ses symptômes caractéristiques.

En présence de ces résultats négatifs, on s'est demandé s'il ne s'agissait pas simplement d'une affection secondaire, accidentelle, dans le cours de la leucémie. Pour les staphylocoques tout au moins, la supposition était bien légitime. Fischer, en particulier, a soutenu cette thèse, à l'aide de deux observations. Dans la première, le staphylocoque a été trouvé dans le sang et les ganglions, mais seulement lors des poussées fébriles. Dans la seconde, certains ganglions étaient tuberculeux, d'autres ne l'étaient pas. Faut-il en conclure, avec Fischer, que les infections staphylococcienne et tuberculeuse étaient secondaires ? pas nécessairement. Ne peut-on supposer, pour le premier cas, que, comme dans le paludisme, les micro-organismes ne se rencontraient aux moments de fièvre que parce que ce moment était précisément celui de leur plus grand développement et de leur multiplication ? Et pour le second cas, n'est-il pas aussi légitime de supposer que la maladie ait été primitivement mixte, à la fois tuberculeuse et d'une autre nature indépendante ?

Et encore, comment agissent les agents des infections secondaires, dans les diverses maladies où nous les voyons habituellement survenir ? Le streptocoque se montre dans la plupart des fièvres éruptives, mais il conserve tous les caractères du streptocoque du pus et de l'érysipèle, et a les mêmes propriétés pathogènes sur les animaux. Il est là, comme ailleurs, l'agent des infections graves, des septicémies et pyohémies mortelles, des pneumonies lobulaires, etc. Or, dans la lymphadénie, nous avons signalé le fait à plusieurs reprises, il a perdu sa qualité de faire du pus, c'est un microbe dont la virulence est particulièrement atténuée et dont toutes les qualités sont modifiées. On ne peut donc soutenir l'idée d'une infection secondaire; elle serait, en tout cas, de nature bien spéciale, puisque le cas de lymphadénie serait unique où des agents d'infection secondaire auraient perdu leurs qualités premières.

Quoi qu'il en soit, nous voulons emprunter, avant d'aller plus loin, la conclusion de tout ce qui précède à M. Delbet.

« Si l'on songe que dans un grand nombre de cas on a trouvé des organismes pathogènes, soit dans le sang, soit dans les ganglions, soit dans les viscères lymphadéniques; si l'on songe que, dans les cas où l'on n'a point trouvé de micro-organismes, on peut supposer que les recherches n'ont pas été suffisantes ou qu'il existait peut-être des microbes particuliers, tels que celui de Pawlowski; si l'on songe que l'évolution clinique du lymphadénome ganglionnaire diffère singulièrement de celle des néoplasmes, que la fièvre, la cachexie, ressemblent tout à fait à ce que l'on observe dans les maladies infectieuses, on sera conduit à admettre, sans pouvoir encore l'affirmer d'une façon absolue, que le lymphadénome ganglionnaire est une maladie infectieuse. »

Récemment, M. Delbet a obtenu la confirmation expérimentale qui lui manquait. Il a présenté, en juin 1895, à l'Académie des Sciences, une note sur « la production expérimentale d'un lymphadénome ganglionnaire généralisé chez un chien », première démonstration complète de la nature infectieuse de la maladie. Le bacille a été trouvé dans le sang de la rate, chez une femme atteinte de lymphadénome généralisé, à forme surtout splénique, qui succomba bientôt aux progrès de la cachexie. Les inoculations ont été faites sur le chien, soit dans le péritoine, soit dans le tissu cellulaire, avec la culture pure du bacille et à doses massives. Ce dernier point est une condition de succès. M. Delbet estime que des inoculations à faible dose échoueraient fatalement. Un mois après le début des inoculations, on constata, à l'autopsie du chien, l'hypertrophie généralisée de tous les ganglions de l'organisme. Les cultures, faites avec ces ganglions, ont permis d'y constater la présence à l'état de pureté du bacille inoculé, tandis que le sang n'en contenait pas.

Nous ne pouvons pas être plus complet à ce sujet, puisque l'étude biologique du bacille en question, annoncée par M. Delbet, n'a jamais été publiée.

Il faut attendre de nouvelles expériences pour se prononcer définitivement, mais un fait positif bien étudié a toujours une valeur incontestable. *La constatation d'un microbe et la reproduction de la maladie au moyen de l'inoculation de cultures pures de ce même microbe, dans un cas de lymphadénie, prouvent que ce cas était d'origine infectieuse.*

Reste une question : le microbe de M. Delbet est pathogène, est-il spécifique? Avec M. Delbet, nous ne le pensons pas. Aussi bien est-ce l'idée qui ressort de tout ce travail ; *la lymphadénie peut être une maladie infectieuse, elle ne saurait être une maladie spécifique.* Qu'un des bacilles rencontrés, celui de Pawlowski par exemple, en raison de la fréquence des cas signalés, joue un rôle prépondérant, c'est possible, mais il ne jouera pas un rôle exclusif. Un très grand nombre de microbes, les bacilles de Koch, les agents de la suppuration, d'autres encore, particuliers, qui viendront s'ajouter à celui de Kelsch, à celui de Pawlowski, à celui de Delbet, sont capables de produire les lymphadénomes. Irons-nous aussi loin que M. Delbet? et notre maître, M. le professeur Poncet, a depuis longtemps émis cette opinion : il existe peut-être entre les adénites les plus vulgaires, tuberculeuse ou autres et les lymphadénomes les plus malins, une série ininterrompue. « Ce sont des lésions de même nature et de même cause et les différences d'évolution tiennent à ces deux termes qu'il ne faut jamais oublier dans les maladies infectieuses: d'une part, le degré de virulence de l'agent pathogène et, d'autre part, le degré de réceptivité ou de résistance de l'organisme atteint ». (Delbet.)

Dans un autre ordre d'idées, M. Delbet (article TUMEURS DU SEIN, in *Traité de chirurgie*, Duplay-Reclus) a insisté sur la transformation apparente de certaines inflammations chroniques évoluant d'abord comme des infections atténuées (mastites) et présentant, à un moment donné de leur développement, l'allure de formations néoplasiques (adénofibromes). Le fait se produirait-il pour le lymphadénome ?

En tout cas, M. Delbet est le premier qui ait donné de la nature infectieuse d'un cas de lymphadénome des preuves qui semblent indiscutables.

CONCLUSIONS

Les affections que l'on groupe sous le terme générique de lymphadénie ressortissent probablement à des processus pathologiques différents, et sont différentes de nature.

Pour certains des cas, la nature infectieuse de la lymphadénie est très probable, mais encore insuffisamment démontrée : les faits cliniques que nous avons groupés nous permettent d'espérer des conclusions ultérieures plus fermes. Quant aux recherches bactériologiques, elles ont amené la découverte, pendant la vie des lymphadéniques, dans le sang, dans la rate, les ganglions malades, soit de microbes déjà connus (streptocoque, staphylocoque, bacille de Koch), soit de microorganismes nouveaux : microbes de Kelsch, Pawlowsky, Delbet. Malheureusement, ces bactéries n'ont pas été démontrées pathogènes;

une seule fois (Delbet), un microorganisme spécial a, par inoculations de cultures pures, déterminé des hypertrophies ganglionnaires chez le chien.

Dans cet ordre de recherches, nous en sommes à la période de discussion ; il faut avant de pouvoir édifier une théorie définitive, de nouveaux faits et des expériences nouvelles et plus concluantes.

Disons seulement que, parmi les lymphadénies, ce sont les types ganglionnaires qu'il faut rapprocher surtout des maladies infectieuses, et cela plus par les données tirées de la clinique que par les résultats expérimentaux trop rudimentaires.

Un seul fait nous paraît acquis, c'est que la lymphadénie, si elle est infectieuse, n'est pas due à un microbe spécifique. Il n'y aurait pas un seul microbe, mais plusieurs microbes, capables de déterminer la lymphadénie ou plutôt des lymphadénies.

Au point de vue thérapeutique, nous ne connaissons aucun traitement capable d'enrayer la maladie une fois existante. Le seul traitement que l'on puisse conseiller dans certains cas est le traitement préventif qui paraît, suivant l'opinion de M. le professeur Poncet, absolument justifié dans la forme ganglionnaire de la lymphadénie.

C'est souvent, en effet, aux dépens de vieilles adénites et tout particulièrement de la région cervico-faciale que se développent les adénites malignes ; c'est dire, suivant l'opinion de M. Poncet, que toute lésion ganglionnaire qui a résisté à un traitement méthodique pendant un certain temps doit être traitée par l'extirpation du ou des ganglions malades. C'est pour cela qu'en présence des transformations redoutables du tissu ganglionnaire enflammé, M. le professeur Poncet veut que l'on se comporte vis-à-vis de lui comme en présence d'un néoplasme malin.

INDEX BIBLIOGRAPHIQUE

Auspitz, Vierteljahr. f. Dermat. u. Syph. Wien, 1885, S. 123.

Baginsky, Traité des maladies des enfants, traduction française. Paris, 1892, t. II, p. 509.

Barbier, Pathogénie et nature infectieuse de la lymphadénie (Gaz. hebd., févr. 1894).

Bard, Leucocytémie considérée comme le cancer propre du sang (Lyon médical, 1888).

Barth, Hypertrophie ganglionnaire généralisée. Obs. *in* Bullet. Soc. anatom., 1848, t. XXIII, p. 278.

Bennett, Med. and chirurg. Journal, 1845, vol. LXIV, p. 168.

Biermer, cité par Pawlowski. Voir ce dernier.

Billroth, Hypertr. der Lymphdrüsen ohne Leukœmie, in Virchow's Archiv ; t. XXIII, p. 477, 1862. — et Pathol. chirurgic., 1887.

Bonardi, Deux cas de leucémie splénique avec schizomycètes dans le sang (Revista gen. ital. di clinicaméd., 1889, nos 5 et 6).

Bonfils, Réflexions sur un cas d'hypertrophie ganglionnaire généralisée (Soc. méd. d'observation de Paris, 1856).

Brentano et Tangl, Deutsche med. Woch., 1891, n° 17, traduit au Bullet. méd., 1891, p. 525.

Brousses et Gérardin, Du lymphadénome, 1886. G. Masson, éditeur.

Brühl, De la splénomégalie primitive (Archiv. gén. de méd., juin et juillet 1891.)

Byron Bramwel, Analyse in Schmidt's Iahrb., 1886.

Cadiot, Lymphadénie chez le chien (Bulletin de médecine vétérinaire, 1892, tome X).

Casati, cité par Pawlowski, Deutsch, med. Wochenschr., 1892, n° 20.

Cardarelli, Nosografia della pseudoleucemia dei bambini, Naples, 1890.

Castiaux, Bullet. Soc. anat., 1877, t. VIII, 5e série, p. 614.

Cohnheim, Virchow's Archiv, t. XXXIII, s. 451, 1865.

Cornil, Archiv. gén. de médecine, 1865, t. II, p. 206.

Combemale, Revue de médecine, 1892, p. 540.

Craizie, Med. and surg. Journal, 1845, vol. XIV, p. 40.

Crocq fils, L'unité de la diathèse, in Rev. de méd. 1893.

— Étude sur l'adénie ou pseudoleucémie, Bruxelles, 1891 (H. Lamertin, p. 83)

Dagron. Lymphadénome malin, forme infectieuse (Bull. Soc. anat. Paris, 1889, p. 522).

Dansac, Leucocytémie suraiguë (Méd. moderne, 1892, p. 645).

Debove et Brühl, Soc. méd. des hôpit, août 1892.

Delbet P., Des hypertr. gangl. généralisées ; origine infectieuse du lympaadénome malin (Semaine méd. 1893, t. I. p. 430).

— Comptes rendus de l'Académie des sciences, juin et juillet 1895.

— Article Lymphadénome *in* Traité de chirurgie, Le Dentu-Delbet, 1896).

Dor, Considér. générales sur le rôle de l'atténuation des microbes dans la pathogénie des lésions infectieuses chroniques, thèse, Lyon, 1892, n° 702.

Duplay, Lymphadénome et adénopathie tuberculeuse (France médicale, Paris, 1892, t. XXXIV, p. 113).

Eberth, Archiv. f. path. Anat. 1878.

Ebstein, Deutsch. Arch. f. klin. Med., 1885, traduit in Médec. moderne, 1890, p. 220 (Leucémie aiguë et pseudo-leucé mie.)

Eichhorst, Pseudo-leucémie. Path. int. et thérap., t. IV, p. 22, 1885.

Eickenbush, Inaugural Dissertation. Bonn, 1889.

Frœnkel, de Berlin, Sur la leucémie aiguë (Deutsche med. Wochenschrift, n°s 39 à 43. Résumé par le Dr Zuelzer *in* Province médicale, 7 décembre 1895, p. 579).

Gaurichon, Essai sur la fièvre ganglionnaire, thèse de Paris, 5 déc. 1895.

Gancher, Hypertrophie idiopathique de la rate sans leucémie, thèse de Paris 1882.

Gilbert, Art. LYMPHADÉNIE *in* Charcot Bouchard, t. II.

Gilly, Étude sur la lymphadénie intestinale, th. Paris 1886.

Gowers, Transact. of the pathol. Society London, 1878, t. XXIX, p. 463.

Guillermet, Adénie, sa nature infectieuse, thèse de Lyon, 1890, n° 256.

Guttmann, Berlin. klin. Wochenschr., 1890.

Hallopeau, Mycosis fongoïde. Rev. de Hayem, 1885, t. XXVI, p. 747. — Bullet. médical, 1894, p. 340.

Hérard, Union médicale, 1865, p. 196.

Hinterberger, Deutsch. Arch. f. klin. Med., 1891.

Hodgkin, On some morbid appearances of the absorbent glands and spleen (Med. chirurg. Transact., 1832, t. XVII, p. 168).

Isambert, Union médicale, 1869, n° 80.

Jaccoud, De la fièvre dans l'adénie. Clin. de Lariboisière.

— De la diathèse lymphogène (Sem. méd., 1892, p. 313).

Jaccoud et Labadie-Lagrave, Art. LEUCOCYTÉMIE, *in* Dict. de méd. et chir. pratiques, 1875, p. 403 et suivantes.

Kelsch, Lymphadénie osseuse et viscérale (Bull. Soc. Anatom., 1872, t. XVII, p. 573).

— Note pour servir à l'histoire de la lymphadénie (Bull. Soc. Anat., 1873, t. VIII, p. 558).

Kelsch, Note pour servir à l'anatomie pathologique de la leucémie (Archiv. de physiologie, 1875, nos 3 et 4).

Kelsch et Vaillard, Tumeurs lymphadéniques multiples avec leucémie. Recherches bactériologiques (Annales de l'Instut Pasteur, 1890).

Langhans, Archiv. de Virchow, t. LIV. Analyse dans Archives de médecine, 1872.

Leber, Archiv. f. Ophtalmologie, 1878.

Leudet (voir Trousseau).

Litten, XIe Congrès f. innere Medicin, Leipzig, 1892.

Luigi Manfredi, Centralblatt für Chirurgie, 1887, n° 12.

Luzet, Etude sur les anémies de la première enfance, th. Paris, 1891.

— Anémie infantile pseudoleucémique (Archiv. génér. de médecine, 1891, p. 579).

— Article Lymphadénie, *in* Manuel de médecine Debove-Achard.

Mac Gillavry, Analyse. Schmidt's Jahrb., 1892, n° 19.

Maffucci, Contribuzione alla dottrina infestiva dei tumori; ricerce cliniche et anatomopathologische intorno ad un caso di linfome maligno. D'après Baumgarten Jahresbericht, 1888, p. 90-91.

Majocchi et Piccini, Baumgarten Jahresbericht, 1886, p. 112.

Marfan, Le surmenage physique, cause prédisposante de la maladie, *in* Traité Path. génér. Bouchard, 1895.

Mayet, Province médic., 1890.

Mosler, Berlin. klinisch. Woch., 1878, n° 221.

Nette, Inaugural Dissert., Greifswald, 1890.

Neumann, Fièvre ganglionnaire, *in* Bulletin médical, 1891, p. 1125.

Nicaise, Note sur l'adénie, la leucocytémie et les tumeurs lymphoïdes (Gaz. méd., Paris, 1866).

Nobel, Deut. med. Zeitung, 1892.

Norber Orthner, cité par Baginsky (1892).

Obrastzow, Deutsch. med. Woch., 1890, n° 50.

Ollivier, De l'alcoolisme comme cause des hypertr. gangl. géné-

ralis. et de la leucocyt. Soc. méd. des hôpitaux, *in* Union medic., nos 26, 27 et 29, 1877.
Osterwald, Archiv f. Ophtalm., 1881.
Pawlowsky, Deutsch. medic. Wochenschr., 1892, n° 28.
Perrin, Hypertr. ganglion. général. Double fistule lacrymale (Bull. Soc. anatom., Paris, 1861, p. 247).
Poncet, Lymphadénome des os, *in* Traité de chirurgie Duplay-Reclus, t. II.
Potain, Observ. d'adénie; double tumeur lacrymale (Bull. Soc. anat., Paris, 1861, p. 217).
Ranvier, Soc. anat., 1866.
Reclus, Gaz. hebdom. de méd. Paris, 1892, p. 753.
— Bull. et Mém. Soc. chir., Paris, 1889, p. 706.
Rindfleisch, Mycosis fongoïde (Deutsch. med. Wochenschr., 1885, n° 15).
Roger, Traité de path. générale de Bouchard, t. I, p. 61, 1895.
Roux (G.), Contrib. à l'étude du sang, leucémique (Province médicale, nos 20 et 24).
— Mycosis fongoïde, 1893-1894 (Prov. méd.).
Roux et Lannois, Adénie infectieuse (Rev. de méd., 1890, p. 1011).
Sainsbury, Hodgkin's disease pyrexia (Lancet, 1891, p. 244).
Spillmann, Adénie (Archiv. gén. méd., 1867. 2e série, t. IX, p. 206).
Steinbrugge, Zeit. f. Ohrenheilk., 1886.
Trousseau, Clin. méd., Paris, t. III, 1869.
Verdelli, Centralbl. f. die medic. Wissensch., 1893, n° 33.
Vérité, th. Lyon, 1892, n° 755.
Verneuil, Pathogénie du lymphadénome. Sem. médicale, 1893, p. 169, t. I.
Von Jaksch, Uber Leukoëmie und Leukocytose im Kindesalter (Wiener klin. Woch., 1889, nos 22 et 23).
Wehsemeyer, München med. Wochenschr., 1893, p. 561. (Ist die Leukœmie eine Infectionskrankheit?)
Wilks, Guy's Hosp. Rep., 1856, 3e série, t. I, p. 157.
Wunderlich, Arch. der Heilkunde, 1858, t. XVII.
Wright, Case of Lymphadenoma (Dublin Journ. of med. sc., février 1888, p. 106).

TABLE

Lyon. — Imp. Pitrat Ainé, A. Rey Successeur, 4, rue Gentil — 12285

www.ingramcontent.com/pod-product-compliance
Ingram Content Group UK Ltd.
Pitfield, Milton Keynes, MK11 3LW, UK
UKHW020337180726
13839UKWH00002B/760